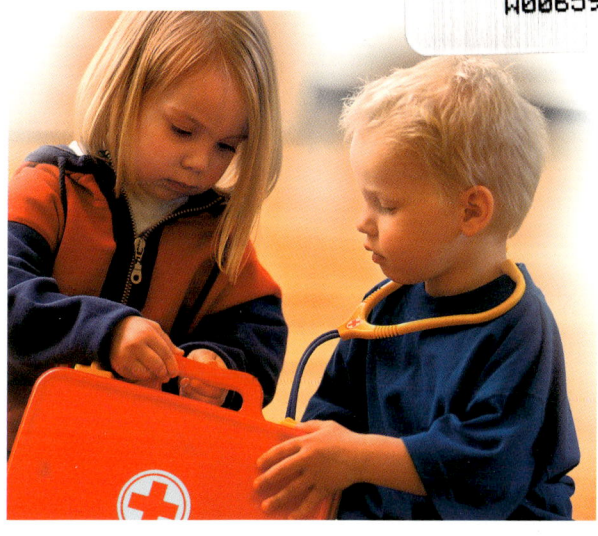

DRES. MED. DAGMAR & ULRICH HOFMANN

Erste Hilfe
bei Kindern

➤ Schnell richtig handeln
➤ Notfallsituationen von A–Z
➤ Sofortmaßnahmen, die Leben retten

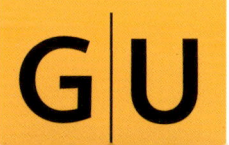

Inhalt

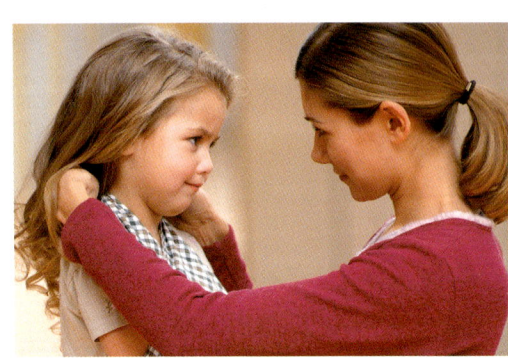

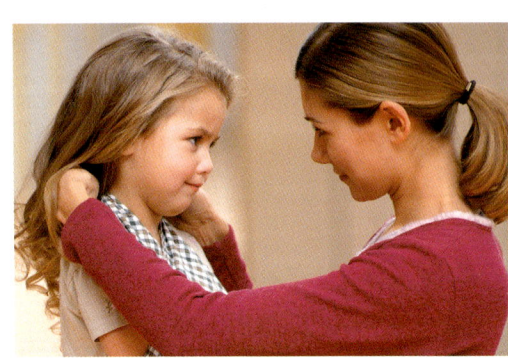

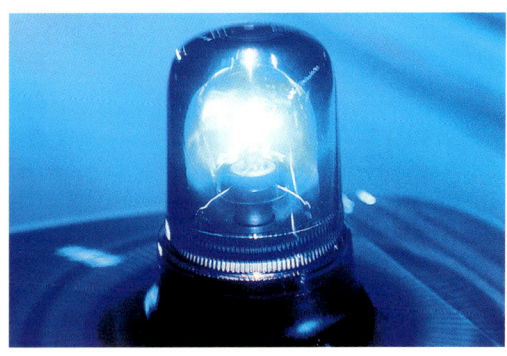

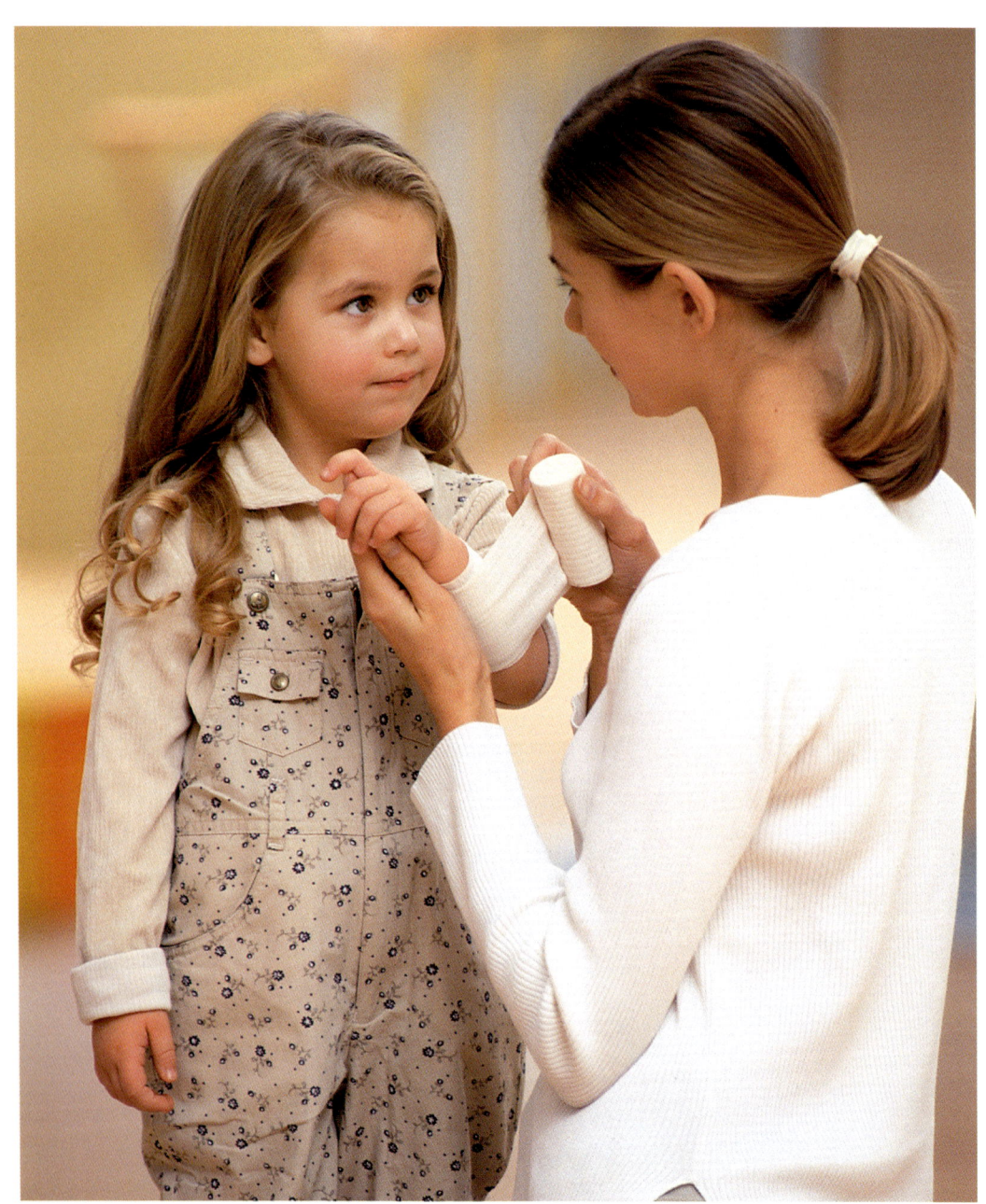

Ein Wort zuvor

Jede Notfallsituation bei Kindern, vor allem bei den eigenen, ist eine außergewöhnliche Belastung: Man möchte helfen, aber auch nichts falsch machen. Aus dieser Angst heraus trauen sich viele keine Hilfeleistung zu und bringen das Kind statt dessen so schnell wie möglich zum Arzt oder ins nächste Krankenhaus. So geht jedoch kostbare Zeit verloren – und verspätete Hilfe ist die Hauptursache für schwere Folgeschäden nach Unfällen und anderen Notfallsituationen.

Erste-Hilfe-Maßnahmen beim Kind sind nicht schwer zu erlernen, und Sie können sie im Notfall ohne viele Hilfsmittel rasch durchführen. Am wichtigsten ist, daß Sie im entscheidenden Moment Ruhe bewahren und mit gesundem Menschenverstand handeln. Voraussetzung dafür ist, daß Sie sich bereits vorher mit den wichtigsten Grundlagen der Notfallbehandlung bei Kindern beschäftigt haben: Notfälle im Kindesalter haben häufig andere Ursachen als Unfälle bei Erwachsenen, und auch die Behandlung des Kindes muß seinem Alter angepaßt sein.

In diesem Buch können Sie zum einen Ihr Wissen über das richtige Verhalten im Notfall auffrischen und so einmal Erlerntes auch nach längerer Zeit sicher und effektiv anwenden. Darüber hinaus bietet Ihnen das Buch auch im »Ernstfall« Hilfe: Sie können bei einem Notfall schnell nachschlagen und sicher und richtig handeln. Eine besonders gute Gedächtnisstütze ist die herausnehmbare Notfallkarte: Sie können sich auf einen Blick orientieren, nach welchem Schema Sie bei der Wiederbelebung vorgehen müssen und was Sie bei einem Notruf nicht vergessen dürfen.

Sie finden in diesem Buch außerdem viele wertvolle Hintergrundinformationen. Außerdem enthält es alle wichtigen Neuerungen in der Notfallbehandlung bei Kindern: So gibt es seit einigen Jahren wichtige Änderungen bei der Herz-Lungen-Wiederbelebung. Auch alte »Hausmittel« – zum Beispiel Kinder mit Salzwasser zum Erbrechen zu bringen – sind heute verboten, da es dadurch mehrfach zu Todesfällen kam.

Das Buch soll Ihnen die Angst nehmen, im Ernstfall etwas falsch zu machen. Es hilft Ihnen, bei kleinen und großen Notfällen im Kinderalltag nicht den Kopf zu verlieren und schnell, sicher und richtig zu handeln – zum Wohle Ihres Kindes.

Prof. Dr. med. Karl Mantel
Leiter der Anästhesieabteilung
Dr. von Haunersches Kinderspital der Universität München

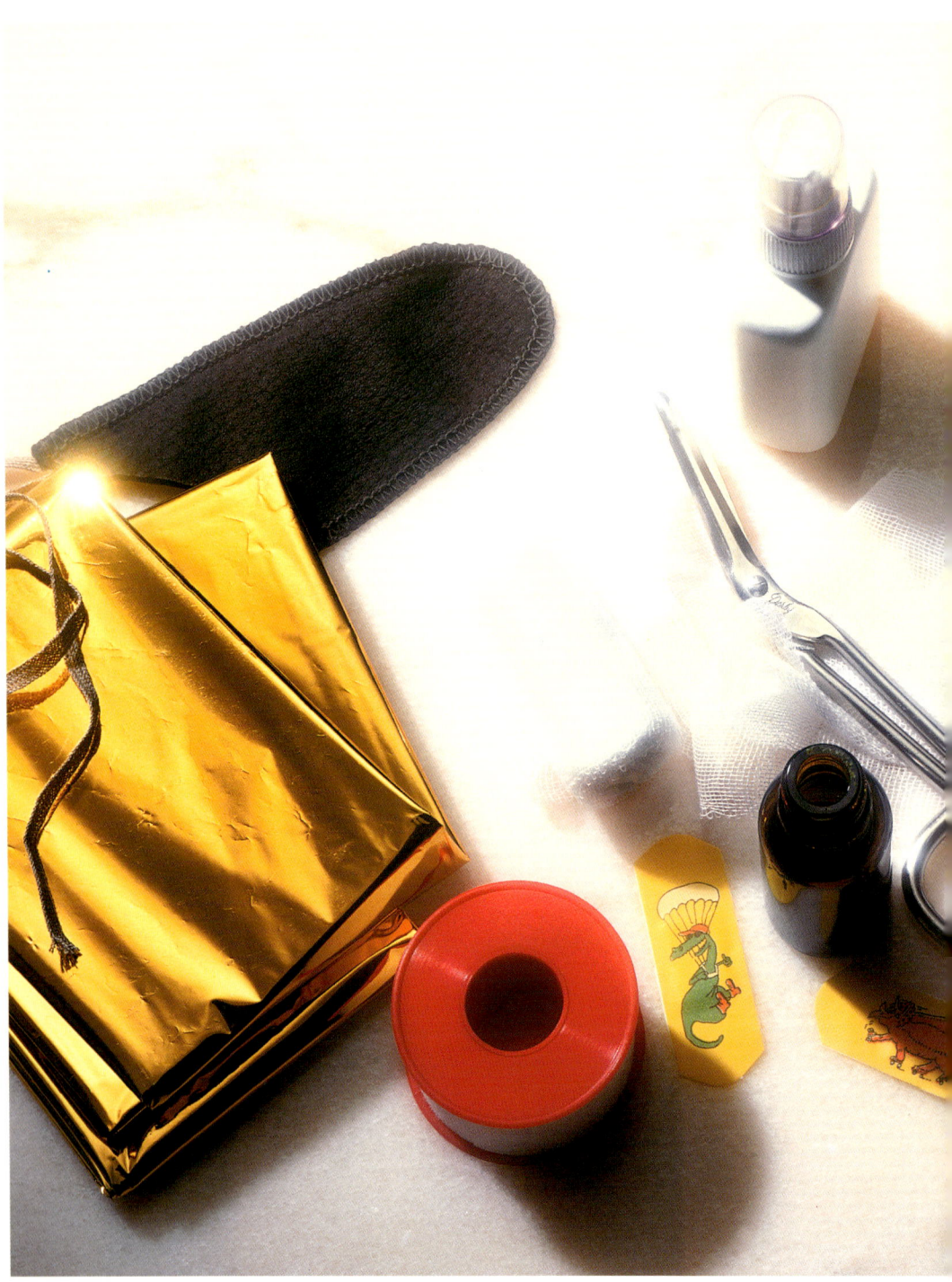

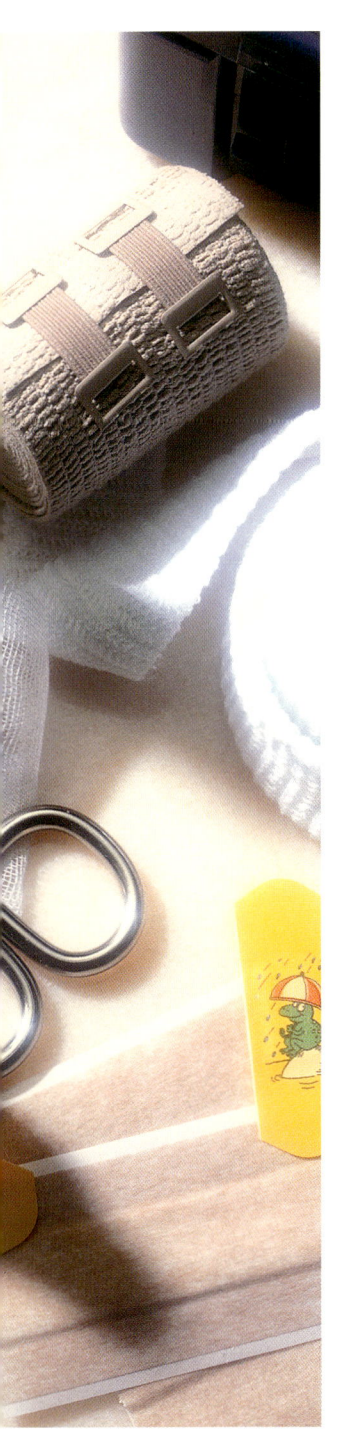

Was alle Eltern wissen sollten

Ihr Kind hustet: Nur eine harmlose Erkältung oder erstes Anzeichen für einen Notfall? Im Alltag mit Kindern entwickeln sich oft plötzlich Situationen, die von Ihnen schnelles Handeln erfordern.

Auf den folgenden Seiten finden Sie Informationen dazu, welche Symptome möglicherweise Alarmsignale des kleinen Körpers sind – und wie der kindliche Organismus normalerweise »funktioniert«. Sie erfahren, welche grundsätzlichen Maßnahmen Sie bei jedem Notfall durchführen sollten, und auch, wie Sie für kleinere Pannen, ebenso aber für ernsthafte Zwischenfälle optimal gerüstet sind.

Das Beste hoffen – aber an alles denken ...

Ob ein mehr oder weniger harmloser Unfall beim Spielen oder ein Infekt: Kinder sind körperlich anfälliger als wir Großen. Natürlich hoffen Sie als Eltern, daß Ihrem Kind niemals etwas Schlimmes zustößt. Aber Sie sollten auf Situationen vorbereitet sein, in denen schnelles, richtiges Handeln Ihrem Kind Schmerzen erspart oder sogar das Leben rettet.

Auf alles gefaßt sein

So hilft Ihnen dieses Buch

Im 1. Kapitel erfahren Sie, wie Sie in Notfallsituationen vorgehen. Um Auffälligkeiten richtig einschätzen zu können, müssen Sie wissen, was bei einem Kind normal ist. Deshalb finden Sie auch Informationen dazu, wie Sie Warnzeichen bei Ihrem Kind erkennen. Dieses Kapitel sollten Sie also einfach »vorbeugend« lesen. Und Sie können es nutzen, um sich bei einer Krankheit Ihres Kindes rasch über mögliche Ursachen zu vergewissern – einen Arztbesuch ersetzt das Buch selbstverständlich nicht!

Das 2. Kapitel (ab Seite 23) informiert über die wichtigsten Notfallsituationen und die jeweils nötigen Maßnahmen. Die Unterkapitel sind alphabetisch geordnet. Zur schnellen Orientierung finden Sie auf jeder Seite Kästen, in denen das Wichtigste noch einmal zusammengefaßt ist: häufigste Symptome, wichtige Maßnahmen – in der Reihenfolge, wie Sie sie im Notfall ausführen sollten – sowie nötige Seitenverweise.

Um rasch ein bestimmtes Krankheitsbild zu finden, können Sie außerdem das Sachregister am Ende des Buches benutzen.

Wichtiges schnell finden

WICHTIG
Erste-Hilfe-Kurse für Eltern

Sie als Eltern sollten über anwendungsbereites Wissen aus einem Erste-Hilfe-Kurs – speziell für Erste Hilfe an Kindern – verfügen (Adressen von Anbietern im Anhang, Seite 94). Dieses Buch kann und will einen solchen Kurs nicht ersetzen, da viele Handlungsabläufe – vor allem für lebensbedrohliche Situationen – nicht nur verstanden, sondern auch praktisch geübt werden müssen. Das vorliegende Buch hilft Ihnen, diese Kenntnisse von Zeit zu Zeit aufzufrischen – und im Notfall einen kühlen Kopf zu bewahren und vorhandenes Wissen richtig umzusetzen.

Im 3. Kapitel des Buches (ab Seite 79) sind sämtliche lebensrettenden Sofortmaßnahmen bei lebensbedrohlichen Situationen anschaulich beschrieben und illustriert. Und die beiliegende Kindernotfallkarte ermöglicht Ihnen im Notfall eine schnelle Orientierung – Sie können sie heraustrennen und zum Beispiel im Kinderzimmer aufhängen.

Notfallmaßnahmen auf einen Blick

Gut vorbereitet: Die Hausapotheke

Eine wichtige Rolle bei der raschen Versorgung kleinerer und größerer Wunden spielt die Hausapotheke. Leider enthält sie häufig nur Reste verschiedener Medikamente, einige Pflasterstreifen und ein Fieberthermometer. Verbandszeug, wie man es für die Erstversorgung einer stärker blutenden Wunde bräuchte, befindet sich meist nur im Autoverbandskasten – und der ist bei einem Sturz des Kindes im Haus meist nicht schnell genug greifbar. Am besten besorgen Sie sich also einen Autoverbandskasten und bringen ihn in der Hausapotheke unter.

Nötige Grundausstattung

Außerdem sollte die Apotheke elastische Binden, eine Desinfektionslösung und vier vorgefertigte Tücher für Umschläge enthalten (aus alten Bettüchern nähen, waschen, heiß bügeln und in Plastikfolie aufbewahren). So sind Sie für kleinere und größere Verletzungen Ihrer Kinder gerüstet. Zusätzlich ist eine Pinzette zum Entfernen von Holzsplittern praktisch, auch die Zeckenzange und eine Taschenlampe zur Pupillenkontrolle nach Kopfverletzungen dürfen nicht fehlen.

Da Kinder häufig unter Infekten leiden, sollten ein digitales Fieberthermometer und (altersentsprechende) Fieberzäpfchen vorhanden sein, ebenso abschwellende Nasentropfen und pflanzlicher Hustensaft. Ein Gel gegen Insektenstiche (Sie können auch eine aufgeschnittene frische Zwiebel verwenden) und eine Heil- und Wundsalbe sind ebenfalls hilfreich. Bedarfsmedikamente, die etwa wegen Pseudokrupp oder Fieberkrämpfen verschrieben wurden, müssen selbstverständlich auch vorrätig sein. Ein Gummiklistier ist vor allem empfehlenswert, wenn Ihre Kinder häufig aufgrund von Verstopfungen Bauchschmerzen haben.

TIP!

Vorbeugen ist wichtig!

Es ist für Sie als Eltern wichtig, die Umgebung Ihrer Kinder möglichst von unnötigen Gefahren freizuhalten. Wie Sie Unfällen mit elektrischem Strom, Vergiftungen und ähnlichem vorbeugen können, lesen Sie bitte auf den jeweiligen Seiten im Kapitel 2 (Seite 23 ff.).

Auf einen Blick: Die Hausapotheke

Verbandsmittel
- die Ausstattung, die auch in einem Autoverbandskasten enthalten ist; außerdem noch:
- Kinderpflaster in Streifen
- Pflaster in Bahnen
- Desinfektionslösung – nicht brennend
- 3 elastische Binden
- 4 vorgefertigte Tücher für Umschläge
- eine Pinzette

Geräte und Hilfsmittel für kleine Notfälle
- 5 sterile Kanülen
- eine Zeckenzange
- eine Taschenlampe
- ein digitales Fieberthermometer
- Fieberzäpfchen für den Notfall (altersentsprechend)
- pflanzlicher Hustensaft
- abschwellende Nasentropfen
- Heil- und Wundsalbe
- Kühlgel gegen Insektenstiche, Sonnenbrand oder eine Allergie
- ein Gummiklistier
- eine Wärmflasche mit Überzug
- Hausmittel, etwa Material für Wickel

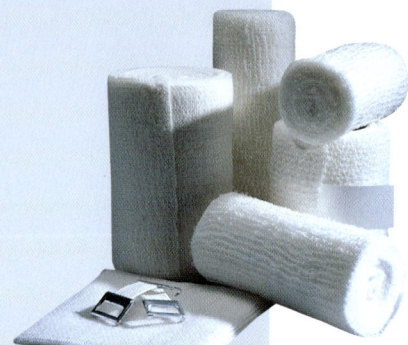

Medikamente wegen bestimmter Erkrankungen in der Familie:
- Medikamente, die wegen einer aktuellen Erkrankung vom Hausarzt verschrieben wurden
- Bitte ergänzen Sie Ihre Hausapotheke darüber hinaus nach eigenen Bedürfnissen, zum Beispiel mit Medikamenten oder Materialien, die wegen einer bekannten Erkrankung (etwa einer Allergie) häufig benötigt werden!

Achtung:
Die Hausapotheke sollte grundsätzlich an einem Ort aufbewahrt werden, der allen Erwachsenen im Haushalt bekannt, für Kinder jedoch nicht erreichbar ist. Bitte überprüfen Sie außerdem regelmäßig, ob sämtliche Medikamente noch verwendbar sind, und ersetzen Sie sie durch neue, wenn nötig!

Hilfe, ein Notfall!

Die wichtigste Voraussetzung für erfolgreiche Hilfe in einem Notfall ist, daß Sie nicht in Panik geraten, sondern Ihre Maßnahmen ruhig und sicher durchführen und dem verletzten Kind das beruhigende Gefühl geben, daß Sie die Situation unter Kontrolle haben.

Was ist eigentlich ein Notfall?

Gefährliche Situationen

Als Notfälle bezeichnet man schwere Unfälle, lebensbedrohliche akute Erkrankungen oder Vergiftungen – also alle Situationen, in denen die Lebensrettenden Sofortmaßnahmen (siehe Kapitel 3, Seite 79 ff.) eingesetzt werden müssen.

Bei jedem Notfall besteht auch die Gefahr, daß der Körper des Verunglückten nicht mehr ausreichend mit Sauerstoff versorgt wird. Eine oder mehrere lebenswichtige Funktionen – dazu zählen Bewußtsein, Kreislauf, Atmung und Organerhaltung – können von einer lebensbedrohlichen Störung betroffen sein. Wird eine solche Störung nicht rechtzeitig beseitigt, greift sie auf die anderen Systeme über, so daß schließlich mehrere lebenswichtige Funktionen beeinträchtigt sind oder sogar vollständig ausfallen. Das können Sie mit dem Einsatz der Lebensrettenden Sofortmaßnahmen verhindern. Diese Maßnahmen sind leicht zu erlernen, laufen immer nach einem ganz bestimmten, festen Schema ab – und Sie brauchen dafür keinerlei Hilfsmittel.

In Notfällen sicher reagieren

WICHTIG

Als Ersthelfer am Notfallort müssen Sie vor allem:

1. die Gefahr für das verletzte Kind und für sich selbst beseitigen (etwa die Unfallstelle absichern oder jemanden aus einem brennenden Haus retten; achten Sie dabei unbedingt auch auf ausreichenden Selbstschutz!)
2. durch Lebensrettende Sofort- und Erste-Hilfe-Maßnahmen den Zustand des Kindes stabilisieren, und
3. durch einen Notruf (siehe auch Kasten nächste Seite) möglichst schnell die Behandlung und den Transport des verunglückten oder kranken Kindes durch medizinisches Fachpersonal einleiten.

WICHTIG

Was muß ein Notruf enthalten?

(Alle wichtigen Notrufnumern finden Sie in einem Kasten im Anhang, Seite 94, sowie auf der Rückseite der Notfallkarte!)

Alles Wichtige angeben

Wer meldet?
- Name des Anrufers
- Rückrufnummer angeben

Was ist passiert?
- War es ein Unfall? Wann ist er passiert?
- Handelt es sich um eine Erkrankung? Seit wann besteht sie?

Wo ist es passiert?
- Genaue Adresse angeben; Zufahrtsweg für den Rettungswagen beschreiben!

Wie ist die Situation?
- Wie viele Verletzte?
- Wie alt sind die Verletzten oder Erkrankten?
- Was für Verletzungen oder Erkrankungszeichen?
(zum Beispiel Erstickungsanfall, Krampfanfall, stärkere Blutung, Schock, Vergiftungszeichen, Bewußtlosigkeit, Atemstillstand, Kreislaufstillstand)
- Was wird sonst noch gebraucht (Polizei oder Feuerwehr)?

Warten auf Rückfragen
- Bitte unbedingt warten und erst einhängen, wenn der Gesprächspartner keine Fragen mehr hat!

Alter des Kindes

Was tun, wenn ein Kind verletzt ist?

Wenn Sie ein verletztes oder erkranktes Kind finden, laufen Sie nicht sofort davon, um einen Notruf zu tätigen, sondern orientieren Sie sich zuerst kurz über die Situation.

Sprechen Sie zuerst einmal das Kind an, und stellen Sie so fest, ob akute Lebensgefahr vorliegt (reagiert das Kind auf Ansprache, oder ist es bewußtlos; ist ein Atemstillstand oder ein Herz-Kreislauf-Stillstand eingetreten – siehe Seite 89 ff.).

Beseitigen Sie Gefahrenquellen und entfernen Sie das Kind aus dem Gefahrenbereich – aber nur, wenn es unbedingt nötig ist.

Allein oder mit mehreren Helfern am Unfallort

Sind Sie zu zweit am Unfallort, kann nun ein Helfer den Notruf absetzen und danach bei der Versorgung der Verletzten helfen oder den Rettungswagen einweisen, falls der Unfallort schwer zu finden ist.

Möglichst rasch den Notruf machen

Wenn Sie allein sind, rufen Sie laut um Hilfe (etwa im Hausflur) und kümmern sich erst einmal um das verletzte Kind. Ist es bewußtlos oder stark bewußtseinsgetrübt, müssen Sie umgehend die lebensrettenden Sofortmaßnahmen durchführen (siehe Seite 79 ff.). Machen Sie den Notruf erst, nachdem Sie das Kind eine Minute lang wiederbelebt haben, oder – wenn Atmung und Kreislauf noch funktionieren – nachdem Sie es in die stabile Seitenlage (siehe Seite 84) gebracht haben.

Die Situation einschätzen – und danach handeln

Ist das Kind bei Bewußtsein, versuchen Sie es zu beruhigen und sich ein näheres Bild über die Dringlichkeit der Situation zu verschaffen: Leidet das Kind unter Atemnot (Seite 24 ff.), ist seine Hautfarbe auffällig (Seite 20), klagt es über Schmerzen im Bauchraum (Seite 35), ist es ungewöhnlich ruhig oder blutet es stark (Seite 38 f.)? Versorgen Sie lebensbedrohliche Verletzungen, und beginnen Sie schon vorbeugend mit Schockmaßnahmen (Seite 59 ff.).

Versuchen Sie in der Notfallsituation Ruhe zu bewahren, und lassen Sie Ihr Kind nicht allein!

Machen Sie jetzt den Notruf. Wenn keine Verletzungen vorliegen, die sich durch das Bewegen des Kindes verschlimmern können (Knochenbrüche Seite 49 f.), nehmen Sie es mit in die Nähe des Telefons. Ist das nicht möglich, bleiben Sie in Rufweite. Nach dem Notruf führen Sie sofort Ihre vorher begonnenen Maßnahmen fort. Erklären Sie dem Kind alles, was Sie tun. Ver-

Möglichst viele Informationen zusammentragen

suchen Sie dabei noch mehr Informationen über den Unfallhergang zu sammeln, die sich aus der Situation oder Aussagen des Kindes ergeben.

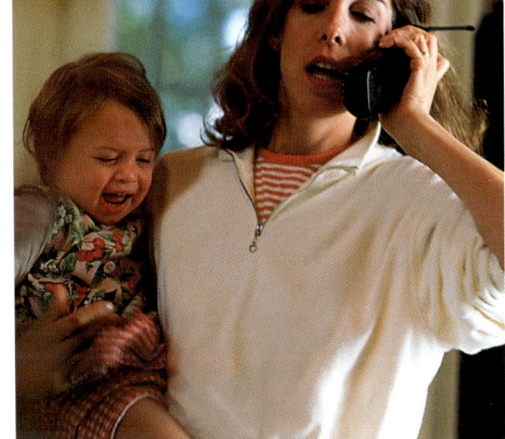

Kinder sind keine kleinen Erwachsenen

Den Zustand genau beschreiben

Mein Kind ist krank – so »beschreiben« Eltern beim Arzt oder bei einem Notruf meist den Zustand Ihres Kindes nach einem Unfall oder in einer Notfallsituation. Um aber einschätzen zu können, wie schwer ein Kind wirklich erkrankt ist, bedarf es natürlich sehr viel mehr Informationen. So spielt beispielsweise das Alter des Kindes eine Rolle. Auch sichtbare Veränderungen am Körper, Schmerzen oder Auffälligkeiten bezüglich der Körpertemperatur, der Atmung und des Kreislaufs müssen dem Arzt mitgeteilt werden.

Auf den folgenden Seiten finden Sie die wichtigsten allgemeinen Krankheitszeichen und Auffälligkeiten kurz dargestellt. Diese Informationen sollen Ihnen helfen, die Schwere einer Erkrankung selbst besser einzuschätzen und Arzt oder Rettungspersonal möglichst gut über den Zustand des Kindes zu informieren.

Warnsignale bei Kindern erkennen

Bei Kindern können bestimmte Erkrankungen altersabhängig auftreten oder je nach Alter des Kindes unterschiedlich schwer verlaufen. So können zum Beispiel bei Säuglingen und Kleinkindern scheinbar harmlose Durchfälle einen schweren Flüssigkeitsverlust und einen lebensbedrohlichen Schockzustand zur Folge haben.

Auch bestimmte Notfallsituationen treten häufiger bei Kindern als bei Erwachsenen auf. Hat ein Kleinkind eine Bewußtseinstrübung, muß man immer auch an eine mögliche Vergiftung denken. Bei Husten mit Atemnot müssen Sie bei einem kleinen Kind vor allem damit rechnen, daß es einen Fremdkörper eingeatmet hat oder unter einem Pseudokruppanfall leidet. Dieselben Symptome deuten bei einem Schulkind dagegen wahrscheinlich eher auf einen Asthmaanfall hin.

Ursachen feststellen

> **WICHTIG**
>
> **Alterseinteilung bei Kindern**
>
> - Neugeborenes   1. bis 28. Lebenstag
> - Säugling   1. Lebensjahr
> - Kleinkind   2. bis 5. Lebensjahr
> - Schulkind   6. bis 14. Lebensjahr

WICHTIG
Bewußtsein und Gesamtbefinden einschätzen

Normalzustand:
- Das Kind wirkt gesund, ist lebhaft und interessiert; es reagiert angemessen auf Schmerzen.

Ihr Kind ist krank, wenn folgende Symptome vorliegen. Suchen Sie einen Arzt mit ihm auf:
- Es ist ängstlich, bedrückt, unruhig, reizbar, läßt sich nicht beruhigen oder zieht sich zurück.

Achtung! Rufen Sie einen Arzt oder den Notarzt, wenn Ihr Kind sich folgendermaßen verhält:
- Das Kind ist teilnahmslos, äußert sich nicht zu seinen Empfindungen, reagiert nicht auf die Eltern, reagiert nicht oder verlangsamt auf Schmerz, wird eventuell sogar bewußtlos.

Wenn Sie bei Ihrem Kind auffällige Symptome feststellen, versuchen Sie erst einmal für sich zu entscheiden, wie Sie den Zustand des Kindes einschätzen: Wirkt es trotz seiner Erkrankung »gesund« – ist es lebhaft und interessiert und möchte am liebsten herumlaufen? Oder scheint es ihm tatsächlich schlechtzugehen – ist es zum Beispiel ängstlich, bedrückt, unruhig, reizbar oder gar teilnahmslos? Ist letzteres der Fall, ist das Krankheitsbild immer als besonders ernst einzuschätzen, und Sie müssen unbedingt möglichst rasch einen Arzt verständigen.

Die Atmung

Die Atmung gut beobachten

Bei Kindern ist die Atmung ohnehin deutlich schneller als beim Erwachsenen, da Kinder einen höheren Sauerstoffbedarf haben. Ist die Atmung noch weiter beschleunigt, etwa bei Lungenentzündung, hohem Fieber oder einer stärkeren Atemnot, wird der kindliche Organismus stark belastet. Je jünger das Kind ist, umso schneller kann sich der Zustand verschlechtern: Vor allem Säuglinge sind gefährdet – bei ihnen kann es plötzlich zu einem Atemstillstand kommen (Atemnot Seite 24 ff., Erstickungsanfall Seite 28 ff., Atemstillstand Seite 85 ff.)!

Typische Symptome bei einer Einengung der Atemwege

Die kindlichen Atemwege sind relativ eng. Deshalb wird die Atmung des Kindes bei einer Schwellung oder durch Schleim in den Atemwegen häufig recht schnell beeinträchtigt. Typisches Zeichen für eine Einengung der Atemwege ist ein pfeifendes Atemgeräusch, der sogenannte Stridor.

Auf ungewöhnliche Atemgeräusche achten

WICHTIG

Die Atmung des Kindes beurteilen

So atmet ein
gesundes
Kind

Die Atmung ist in Ordnung, wenn die Anzahl der Atemzüge pro Minute den folgenden Angaben entspricht:
- Neugeborenes   etwa 40 bis 50
- Säugling   etwa 30 bis 40
- Kleinkind   etwa 25 bis 30
- Schulkind   etwa 20 Atemzüge pro Minute

Vorsicht bei folgenden Symptomen!
- die Atmung ist zu schnell oder zu langsam
- das Kind atmet zu flach oder auffällig tief
- es sind Zusatzgeräusche (Husten, Rasseln, Schnarchen) zu hören
- beim Ein- oder Ausatmen tritt ein ziehendes Geräusch auf
- der Brustkorb hebt sich beim Atmen nicht ausreichend
- beim Einatmen kommt es zu Einziehungen, das heißt, die Haut wird zwischen die Rippen gezogen
- die Haut des Kindes verfärbt sich, sie sieht blaß oder blau aus
- das Kind leidet unter Atemnot oder Erstickungsangst
- es kommt zu Bewußtlosigkeit und Atemstillstand:
Wiederbelebung (siehe Seite 80 ff.) und Notruf!

Auffällig-
keiten wei-
sen auf die
Ursache hin

Ist beim Einatmen ein ziehendes Geräusch zu hören, so ist höchstwahrscheinlich der obere Teil der Atemwege betroffen (Kehldeckel, Kehlkopf, obere Luftröhre). Das tritt vor allem bei Erkrankungen wie Pseudokrupp, einer eitrigen Kehldeckelschwellung, nach Insektenstich oder durch Fremdkörper in den oberen Atemwegen auf.
Ein ziehendes Geräusch beim Ausatmen entsteht meist bei Erkrankungen mit einer Einengung der unteren Luftwege. Asthma bronchiale, Entzündungen der Bronchien oder Fremdkörper, die bereits ins Bronchialsystem gerutscht sind, können eine solche Beeinträchtigung hervorrufen.

Deutliche
Zeichen für
bedrohliche
Situationen

Außer diesen Geräuschen treten bei einer Einengung der oberen Luftwege sichtbare Einziehungen in den Rippenzwischenräumen und im Bereich des Brustbeins auf: Wenn das Kind einatmet, sinkt die Haut zwischen den Rippen deutlich ein. Dazu kommt es, weil durch das angestrengte Einatmen bei einer Atemnot ein starker Sog entsteht.

Der Kreislauf

Den Puls überprüfen

Den Puls tasten Sie bei einem Kind am besten am Handgelenk, beim Säugling besser an der Oberarmschlagader (siehe Abbildungen auf Seite 89 und 90). Wird der Puls an der Halsschlagader getastet, kann das für ein Kind sehr beängstigend sein. Deshalb sollten Sie das nur im Rahmen der Wiederbelebungsmaßnahmen (siehe Seite 90) tun. Beim Erwachsenen weist ein beschleunigter Puls darauf hin, daß sich eine Erkrankung verschlimmert, etwa bei Schock oder Fieber. Bei Kindern kann man nicht so eindeutig von der Pulsfrequenz auf die Schwere einer Erkrankung schließen. Lediglich das stetige Ansteigen des Herzschlages im Verlauf mehrerer Messungen (zum Beispiel bei Schock) kann hier ein Warnzeichen sein. Dagegen ist es ein deutliches Warnzeichen, wenn der Puls unter 100 Schläge pro Minute beim Säugling und unter 80 Schläge pro Minute beim Kleinkind absinkt. Das Herz kann nämlich nur bei einer ausreichenden Anzahl von Herzschlägen pro Minute den Körper mit genügend Sauerstoff versorgen.

Ist Ihr Kind schlapp, teilnahmslos oder verhält es sich ungewöhnlich, sind das wichtige Warnsignale!

Die Stärke der einzelnen Pulsschläge beim Kind sagt vor allem etwas über den Flüssigkeitshaushalt im Körper aus: Ein kräftiger, gut zu tastender Puls am Handgelenk spricht für einen relativ ausgeglichenen Flüssigkeitshaushalt. Wenn Sie langsame, pochende Pulsschläge tasten – einen sogenannten Druckpuls – kann das auf einen erhöhten Hirndruck nach schweren Kopfverletzungen hinweisen.

Den Blutdruck messen

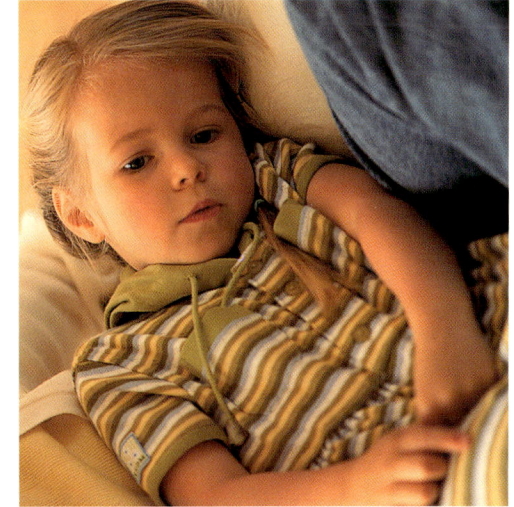

Der Blutdruck eines Kindes kann nicht mit Meßgeräten für Erwachsene gemessen werden; daher können Sie den Blutdruck des Kindes oft nur schwer einschätzen. Er liegt sicher im Normbereich, wenn an Armen und Beinen der Puls gut zu tasten ist. Außerdem können Sie ihn mit Hilfe der sogenannten Nagelprobe überprüfen: Drücken Sie dafür kräftig auf einen Fingernagel des Kindes.

Nagelprobe gibt schnell Aufschluß

WICHTIG

Den Kreislauf des Kindes beurteilen

Im Ruhezustand sind folgende Werte normal:

	Pulsschläge pro Minute
● Säugling	etwa 120 bis 140
● Kleinkind	etwa 100 bis 120
● Schulkind	etwa 80 bis 100
● Erwachsener	etwa 60 bis 80

● der Puls ist am Handgelenk gut zu tasten
● Nagelprobe (siehe unten): Füllung innerhalb einer Sekunde

Folgende Symptome zeigen, dass der Kreislauf beeinträchtigt ist:
● Puls zu schnell/ zu langsam
● Puls zu flach/ pochend (Druckpuls)
● unregelmäßige Pulsschläge (ist selten der Fall)
● Puls ist am Handgelenk nicht zu tasten
● Nagelprobe: Füllung in über 2 Sekunden

Achtung!

Wichtige
Warnsignale

● ... wenn der Puls beim Säugling unter 100 Schläge pro Minute und beim Kleinkind unter 80 Schläge pro Minute absinkt!
● Akute Lebensgefahr besteht, wenn Herzstillstand eintritt oder der Puls bei einem Säugling unter 60 Schlägen pro Minute liegt.

Füllt sich das Nagelbett daraufhin innerhalb einer Sekunde wieder mit Blut, ist der Blutdruck in Ordnung. Dauert es länger als zwei Sekunden, ist das Kind entweder unterkühlt, oder die Hautdurchblutung ist – etwa aufgrund eines Schocks (Seite 59 ff.) – vermindert.

Haltung und Bewegungen

Auch die Haltung und die Bewegungen eines Kindes lassen Rückschlüsse auf seinen Gesundheitszustand zu. Achten Sie darauf, ob es beide Hände und Füße gleichermaßen normal bewegt. Auch die Haltung und Muskelspannung des Kindes sollte unauffällig sein – also weder verspannt noch zu »schlaff«.

Ist die
Haltung
des Kindes
normal?

Bei Babys schwierig zu beurteilen

Vor allem bei Säuglingen und Kleinkindern, die ihre Schmerzen noch nicht mit Worten genauer bezeichnen können, kann nach Unfällen auch eine unnatürliche Körperhaltung Zeichen einer Verletzung sein. Mit einer sogenannten Schonhaltung versucht das Kind, den verletzten Körperteil möglichst nicht zu belasten und bewegt sich deshalb anders als sonst. Wenn das Kind einen Teil des Körpers gar nicht bewegen kann, den Kopf unnatürlich überstreckt oder eine auffällige Körperlage einnimmt, sind das ebenfalls sichere Symptome für eine Verletzung. Bei Fieber zeigt eine auffällige Körperhaltung (Kopf wird überstreckt gehalten) oft auch eine mögliche Komplikation wie eine Gehirnhautreizung oder -entzündung an.

Veränderungen an den Augen

Wenn die Augen gerötet sind oder stark tränen, kann eine Bindehautentzündung vorliegen – oder eine starke Reizung durch ätzende Stoffe (siehe Seite 64 f.), Parfüm oder Shampoo. Dabei kneift das Kind die Augen meist krampfhaft zu, wodurch eine Spülbehandlung sehr erschwert wird. Die Beobachtung der Pupillen (siehe Kasten unten) ist vor allem nach Kopfverletzungen und bei Vergiftungen wichtig.

WICHTIG

Was Sie an den Pupillen erkennen

Kontrollieren Sie die Pupillenreaktion

Normale Reaktion:
● Beide Pupillen sind gleich weit und reagieren gleich auf Licht: Bei Dunkelheit sind beide Pupillen groß, bei Helligkeit klein.

Auffällige Pupillenreaktion:
● Die Pupillen sind unterschiedlich weit, reagieren unterschiedlich auf Licht; mögliche Ursachen: Augentropfen, Vergiftungen (Seite 68 ff.) oder Kopfverletzungen (Seite 51 ff.).
● Die Pupillen sind auffällig groß oder ungewöhnlich klein.

Weitere Warnsignale der Augen:
● Die Augen tränen, sind trüb, gerötet, glänzen auffallend, haben Einblutungen oder andere Verletzungszeichen.
● Das Auge wird zugekniffen; mögliche Ursachen: Verätzungen (Seite 64 f.), Fremdkörper im Auge.

Auffällige Symptome an Ohren, Nase und Mund

Ohr:
- Schmerzen, Absonderungen, verringerte Hörfähigkeit, Blutung aus dem Ohr

Nase:
- Schnupfen, Sekret, Blut

Mund:
- Auffälliger Geruch, trockene oder gerötete Schleimhaut, Beläge, Schwellungen, Verletzungszeichen

Veränderungen an Ohren, Nase und Mund

Hat Ihr Kind Ohrenschmerzen, leidet es möglicherweise unter einer Gehörgangs- oder einer Mittelohrentzündung. Dabei kann es auch zu Absonderungen aus den Ohren kommen, oder das Kind hört schlecht.

Gerade bei Kleinkindern können auch Fremdkörper in Ohren oder Nase Probleme bereiten. Vorsicht: Hat sich Ihr Kind eine Murmel oder einen anderen kleinen Gegenstand in Ohren oder Nase gesteckt, versuchen Sie auf keinen Fall, ihn selbst herauszuholen – dabei rutscht er meist nur noch tiefer hinein. Bringen Sie Ihr Kind möglichst rasch zum Arzt, am besten zu einem Hals-Nasen-Ohren-Arzt. Tritt nach einem Unfall Flüssigkeit oder Blut aus Ohren, Nase oder Mund, ist das immer ein Warnhinweis auf einen möglichen Schädelbasisbruch (siehe Seite 51 ff.).

Nicht selbst »operieren«

Auffällige Veränderungen im Mundbereich – beispielsweise Ausschläge und Beläge – treten meist im Zusammenhang mit Infektionserkrankungen auf.

Hautveränderungen

Die Haut reagiert oft recht deutlich, sobald sich das Befinden ändert. Haben Sie den Verdacht, daß Ihr Kind krank oder verletzt ist, betrachten Sie immer auch die Haut. Überpüfen Sie zunächst, ob sie sich warm oder kalt anfühlt; eine kalte oder blasse, marmorierte Haut nach einem Unfall oder bei Durchfällen kann Hinweis auf einen Schock (siehe Seite 59 ff.) sein.

Die häufigsten Hautveränderungen sind Ausschläge. Eine Hautrötung mit Blasenbildung tritt bei Verbrennungen (siehe Seite 66 f.) und Verätzungen (siehe Seite 64 f.) auf. Bei einem entsprechenden Notruf müssen Sie daher die Art der Hautveränderung und ihre Ausdehnung möglichst genau beschreiben, damit Ihr Gesprächspartner beurteilen kann, wie schwer die Verletzung ist.

Für Hautausschläge gibt es viele Ursachen

Hautveränderungen – und was sie bedeuten können

- veränderte Hauttemperatur: heiß, warm, kalt, Temperaturunterschiede zwischen Händen/Füßen und Körperstamm, kalter Schweiß
- auffällige Hautfarbe: rot, blaß, bläulich, marmoriert
- Flecken: zum Beispiel bei Kinderkrankheiten, Arzneimittelreaktionen oder Allergie
- Blasen: oft bei Windpocken, Gürtelrose, Lippenherpes, Verbrennungen, Verätzungen
- Quaddeln: zum Beispiel bei Allergie, Verletzung an Brennesseln, Insektenstich
- Verletzungszeichen: Bluterguß, Abschürfung, Platz-, Schnitt- oder Stichwunde, offener Bruch

Ihr Kind hat Schmerzen

Es gibt unterschiedliche Arten von Schmerzen: dumpfe, stechende, pochende und krampfartige. Es gibt Dauerschmerzen, an- und abschwellende und solche, die immer mehr zunehmen. Sie können diffus, punktförmig oder ausstrahlend auftreten. Diffuse Schmerzen zeigen Kinder häufig kreisend mit der Hand, punktförmige mit dem Finger. Bei Babys können Schmerzen oft nur erahnt werden; je älter ein Kind ist, um so eher kann es die Schmerzen beschreiben. Diese Angaben können aber auch fehlleiten: Nicht selten geben Kinder bei Ohrenentzündungen Bauchschmerzen oder bei Bauch- Beinschmerzen an. Dumpfe Schmerzen sind typisch für Entzündungen im Bauchraum, stechende für Verletzungen und pochende für eitrige Entzündungen. Ausstrahlende Schmerzen treten zum Beispiel bei Hodenverdrehung auf und bei Nierenkoliken.

Schmerzen oft schwer zu lokalisieren

Die Ausscheidungen beobachten

Veränderungen von Urin, Stuhl, Schweiß, Erbrochenem oder Auswurf können wichtige Hinweise auf mögliche Erkrankungen wie Entzündungen oder Vergiftungen geben. Beobachten Sie deshalb bei einer Erkrankung oder Verletzung des Kindes stets auch seine Ausscheidungen. Wichtig sind dabei: Menge, Form und Häufigkeit, Farbe, Geruch sowie eventuelle Beimengungen.
Bei Vergiftungen (Seite 68 ff.) müssen Sie unbedingt alle Ausscheidungsprodukte mit in die Klinik geben: So kann oft die Art und Menge der aufgenommenen Giftstoffe besser bestimmt werden.

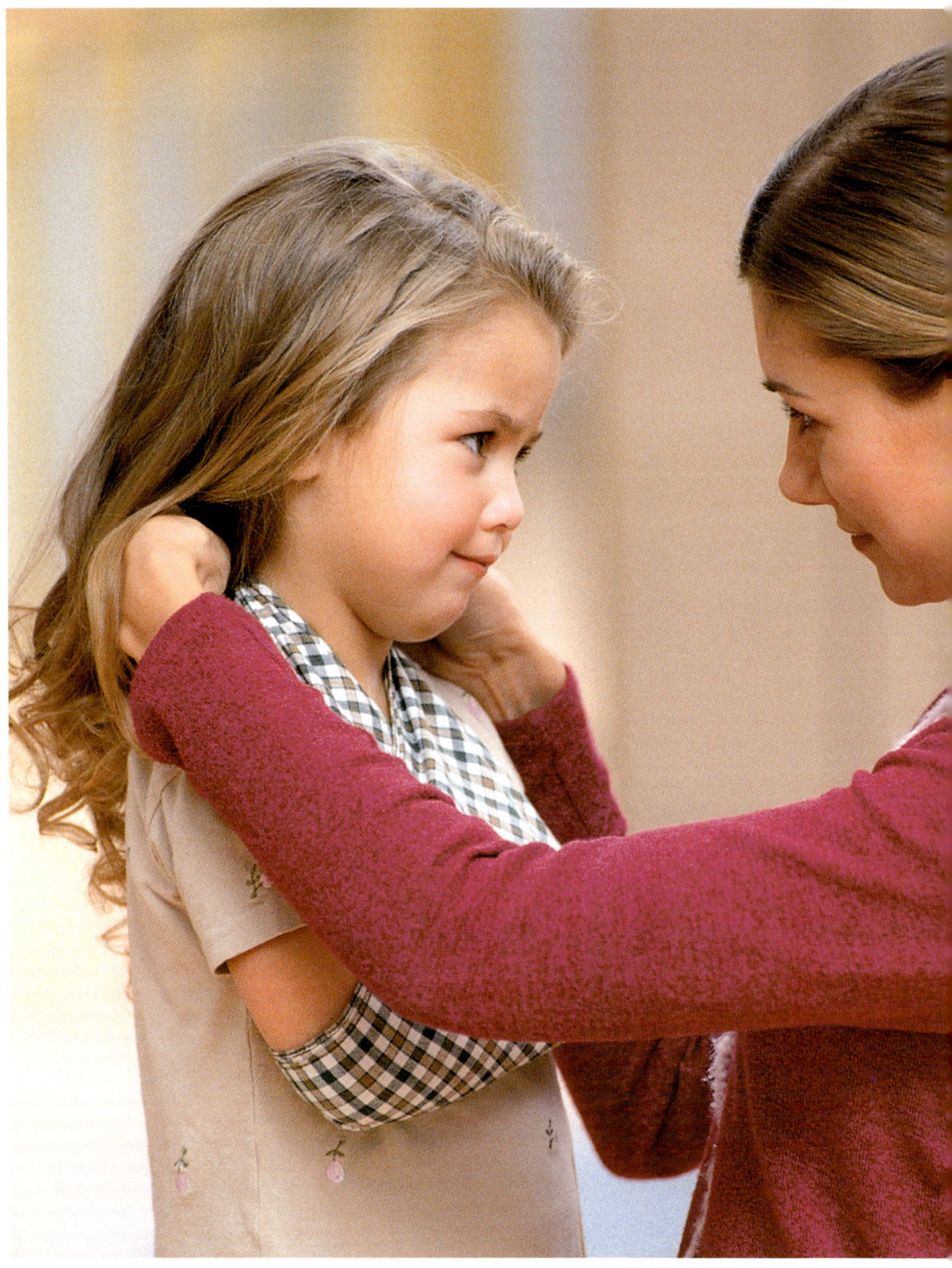

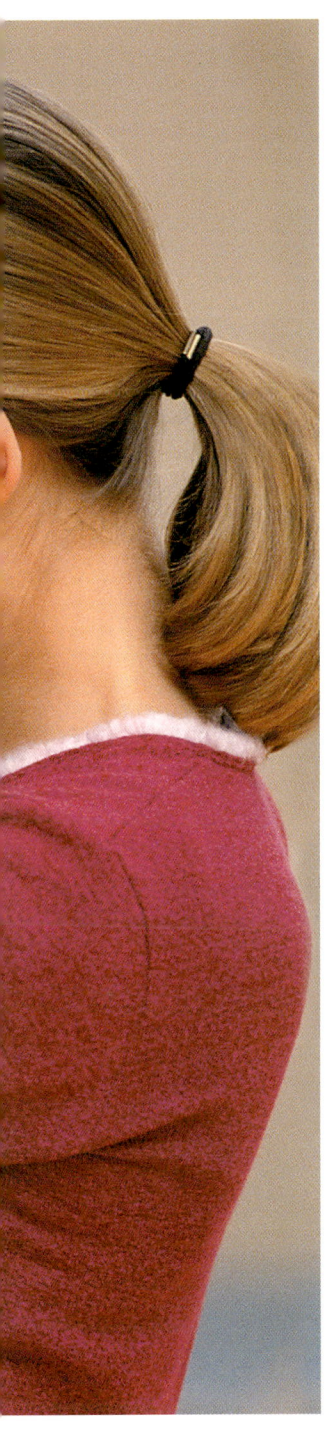

Notfall-situationen von A bis Z

Eine Schürfwunde am Knie, Bauchweh oder eine plötzliche fieberhafte Erkältung – das sind die Situationen, mit denen alle Eltern immer wieder einmal fertig werden müssen. Auf den folgenden Seiten erfahren Sie, wie Sie mit den kleineren gesundheitlichen »Pannen« umgehen, aber auch, wie Sie Ihrem Kind in ernsthaften Situationen gelassen und sicher helfen.
Die Erkrankungen, Unfälle und Notfallsituationen, die bei Kindern besonders häufig auftreten, sind in alphabetischer Reihenfolge aufgeführt – immer mit typischen Symptomen und den entsprechenden Erste-Hilfe-Maßnahmen.

Atemnot: mögliche Ursachen, wirksame Maßnahmen

Häufig entstehen Notfallsituationen im Kindesalter, weil die Atmung beeinträchtigt ist. Kinder sind für Atemwegsprobleme anfälliger als Erwachsene, da die kindlichen Atemwege noch sehr eng sind und deshalb viel rascher durch Schleim, eine Schwellung oder einen Fremdkörper verlegt werden können.
Gefährlich sind vor allem Einengungen, die sich sehr schnell entwickeln, nahe am Kehlkopf auftreten oder die gesamte Lunge betreffen. Die häufigsten Ursachen für kindliche Atemnotsituationen sind Pseudokrupp, Asthma, Insektenstiche und das Einatmen oder Verschlucken von Fremdkörpern. Auf diese Notfälle gehen wir deshalb auf den folgenden Seiten näher ein.

Die kindlichen Atemwege sind sehr anfällig

So erkennen Sie Atemwegsprobleme

Störungen der Atmung können sich langsam und schleichend entwickeln, etwa bei einer Lungenentzündung. Oft sind sie dann anfangs nur an leichten Symptomen erkennbar: Die Nasenflügel des Kindes beben beim Ein- und Ausatmen, das Kind at-

Häufig unauffälliger Beginn

met angestrengt und flach, hustet, oder die Fingernägel sind leicht bläulich verfärbt. Atemprobleme können aber auch akut einsetzen, zum Beispiel wenn das Kind einen Fremdkörper eingeatmet hat oder unter einem Pseudokruppanfall leidet.

WICHTIG

Allgemeine Symptome für eine Atemstörung

- Unruhe, Angst, Atemnot
- Atemgeräusche, Husten, Einziehungen
- schnelle, angestrengte Atmung
- bläulich verfärbte Fingernägel
- die Haut ist blaß, wird blau oder grau
- zuerst schneller, dann langsamer werdender, unregelmäßiger Herzschlag

Bei Einengung in den oberen Luftwegen außerdem:
- Einziehungen zwischen den Rippen
- ziehendes Geräusch und Atemnot beim Einatmen

Bei Einengung der unteren Luftwege (Bronchien, Lunge) außerdem:
- ziehendes Geräusch und Atemnot beim Ausatmen

Bei Einengung der Luftröhre von hinten (Speiseröhre) außerdem:
- Würgen, Speicheln
- Schmerzen hinter dem Brustbein

Symptome für solche Komplikationen können laute Atemgeräusche, Husten oder Atemnot sein. Es können außerdem Einziehungen auftreten, das heißt, die Haut zwischen den Rippen wird beim Einatmen deutlich sichtbar nach innen gezogen.

Verschlimmert sich die Atemstörung, treten unabhängig von der Ursache noch folgende Symptome auf: Das Kind bekommt **Beruhigen Sie Ihr Kind** Angst, seine Haut verfärbt sich bläulich und schließlich grau, die Atmung läßt nach oder hört schließlich sogar ganz auf. Der Herzschlag verlangsamt sich und wird unregelmäßig. Wenn das Kind in dieser Situation nicht sofort richtig behandelt wird, kommt es zum Herzstillstand.

Allgemeine Maßnahmen bei Atemnot

Bewahren Sie auf jeden Fall Ruhe, und geben Sie Ihrem Kind das Gefühl, daß Sie die Situation im Griff haben. Das Kind sollte jetzt auf keinen Fall noch zusätzlich aufgeregt oder geängstigt werden! Setzen Sie es aufrecht hin, oder nehmen Sie es in den Arm. Unterstützen Sie das Kind beim Atmen, indem Sie ihm Atemanweisungen geben und es beruhigen. **Keine überflüssigen »Untersuchungen«** Drücken Sie auf keinen Fall die Zunge mit einem Löffel herunter, um in den Hals zu schauen, und

tasten Sie den Puls nicht am Hals – die Nerven in diesem Bereich sind jetzt besonders empfindlich. Werden sie gereizt, kann dadurch ein Herzstillstand ausgelöst werden! Überprüfen Sie den Puls deshalb am Oberarm oder am Handgelenk (siehe Seite 89 f.). Ist das Kind in einem stabilen Zustand, können Sie versuchen, die Ursache der Störung festzu-

WICHTIG

Schnell richtig handeln bei Atemstörungen

Das Kind ist bei Bewußtsein
- Notruf
- Ruhe bewahren, das Kind beruhigen
- aufrechte Sitzhaltung, Atemanweisungen
- ursachenabhängige Behandlung
- Rechnen Sie immer damit, daß sich die Situation plötzlich verschlechtern kann!

Das Kind ist bewußtlos
- lebensrettende Sofortmaßnahmen (siehe Seite 80 ff.)
- Notruf

Achtung:
- Atemnot erschöpft ein Kind schnell und kann dann in Bewußtlosigkeit mit Atem- und Herz-Kreislauf-Stillstand übergehen!

Das sollten Sie bei schwerer Atemnot auf keinen Fall tun:
- Zungengrund herunterdrücken
- Pulstasten am Hals
- alles, was das Kind unnötig aufregt
- Transportieren Sie nie ein Kind mit starker Atemnot selbst (auf den Notarzt warten)!

stellen und daraufhin die entsprechenden Erstmaßnahmen einleiten.

Ist das Kind bereits bewußtlos, wenn Sie es finden, müssen Sie unbedingt zuerst die unter Atemstillstand beschriebenen Maßnahmen (Seite 87) durchführen.

Atemnot durch Asthma

Asthma bronchiale ist eine Erkrankung, bei der die kleinen Bronchien krampfartig verengt, geschwollen und mit Schleim verlegt sind. Dadurch wird vorwiegend die Ausatmung beeinträchtigt.

Bei der Hälfte aller Kinder mit Asthma beginnt die Erkrankung schon vor dem 5. Lebensjahr. Oft *Kleinkinder* ist ein Asthmaanfall im Kindesal- *häufig* ter allergisch bedingt (etwa durch *betroffen* Nahrungsmittel, Tierhaare, Pollen), aber auch Infekte, körperliche und psychische Belastung, klimatische oder hormonelle Ursachen können ihn auslösen.

Wie Sie einen Asthmaanfall erkennen

Bei einem Asthmaanfall sitzt das Kind mit geblähtem Brustkorb aufrecht im Bett und ringt mit ängstlichem Blick nach Luft. Das Kind hat Probleme beim

WICHTIG

Symptome für einen Asthmaanfall

● pfeifendes (giemendes) oder fauchendes Geräusch beim Ausatmen
● verlängerte Ausatmung
● kraftloser Reizhusten
● angestrengte Atmung, Atemnot
● Unruhe, Angst, schneller Puls
● in schweren Fällen Blaufärbung der Haut, der Lippen und der Fingernägel

Maßnahmen bei Asthmaanfällen

● das Kind beruhigen
● Lassen Sie das Kind sitzen – so fällt ihm das Atmen leichter.
● Atemanweisungen geben (siehe Seite 27)
● Medikamente geben, die vom Arzt für Anfälle verordnet wurden
● Anzahl der Atemzüge und Herzschläge kontrollieren
● Wenden Sie die allgemeinen Maßnahmen bei Atemnot an (siehe Kasten Seite 25).
● **Rufen Sie unbedingt den Arzt!**

Ausatmen – dabei ist ein pfeifendes (giemendes) Geräusch zu hören. Weitere typische Symptome sind ein kraftloser Reizhusten und eine blasse bis bläulich verfärbte Haut. Puls und Atmung sind in der Regel beschleunigt. Die Anfälle können unterschiedlich schwer sein, wegen der schlimmen Atemnot sind sie jedoch grundsätzlich als Notfall zu betrachten.

Richtig handeln

Aufregung ist jetzt gefährlich Bewahren Sie selbst Ruhe, und beruhigen Sie auch Ihr Kind. Es sollte mit nach vorn geneigtem Körper sitzen oder mit erhöhtem Oberkörper und nach hinten abgestützen Armen gelagert werden – aber nur, wenn es sich dabei wohl fühlt.

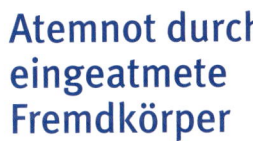

In dieser Lage kann es die Atemhilfsmuskulatur (Muskeln des Schultergürtels und zwischen den Rippen) optimal einsetzen.

Wenn Ihr Kind schon mehrfach unter Asthmaanfällen zu leiden hatte, hat es die optimale Atemtechnik bereits erlernt: Erinnern Sie es daran!

Wenn vom Arzt bereits Medikamente für Anfälle verschrieben wurden, sollten diese gegeben werden. Dabei ist es wichtig, sich an die angegebene Dosierung zu halten.

Zählen sie Atmung und Puls regelmäßig aus (siehe Seite 86 und 89 f.). So können Sie gut einschätzen, ob sich die Situation verschlimmert oder verbessert.

Immer einen Arzt informieren Bei einem Asthmaanfall im Kindesalter sollten Sie grundsätzlich den Arzt rufen, da der Verlauf nie sicher vorhersehbar ist.

Atemnot durch eingeatmete Fremdkörper

Im Sitzen fällt Ihrem Kind das Atmen leichter.

Das Einatmen von kleineren Gegenständen (sogenannte Fremdkörperaspiration) tritt vor allem bei Kleinkindern auf. Typisches Symptom ist eine plötzlich auftretende, trockene Hustenattacke – eventuell sogar mit einem Erstickungsanfall (siehe Seite 28 ff.). Meist werden Nahrungsmittel eingeatmet, besonders häufig Nüsse. Ein Kind kann aber auch Teile von Spielzeug, Stecknadeln oder Kieselsteine einatmen. Das passiert vor allem, wenn das Kind plötzlich erschrickt oder lacht, während es den kleinen Gegenstand im Mund hat.

TIP!

So beugen Sie vor!

▶ Babys und Kleinkinder erforschen ihre Umwelt immer auch mit dem Mund. Gefährlich ist deshalb alles, was klein genug ist, um durch den Kehlkopf in die Luftröhre zu gelangen – lassen Sie ein Kleinkind nicht mit solchen Dingen spielen! Auch Puder, Erdnüsse und ähnliches gehören nicht in Kleinkinderhände!

So verläuft der Unfall meist

Meist kommt es nur zu einer Hustenattacke von ein bis fünf Minuten, und das Kind erholt sich danach zusehends. Sie können dem Kind mit den auf Seite 25 beschriebenen Maßnahmen helfen (siehe auch Kasten Seite 26).

Unbedingt zum Arzt

Aber auch wenn das Kind einen Fremdkörper ausgehustet oder ausgespuckt hat und es ihm scheinbar wieder gutgeht, müssen Sie es umgehend zu einem Arzt bringen. Weisen Sie den Arzt darauf hin, daß möglicherweise noch Fremdkörper in den Atemwegen verblieben sind. Diese Vorsichtsmaßnahme ist wichtig, da ein übersehener Fremdkörper in den Luftwegen zu schweren Folgeschäden führen kann. Der Arzt wird eine Luftröhrenspiegelung durchführen, um sicherzugehen, daß sich keine kleinen Gegenstände mehr in den Atemwegen befinden.

Hat Ihr Kind nach dem Hustenanfall noch die geringsten Anzeichen einer Atemnot, atmet es auffallend schnell, ist ein ziehendes Geräusch beim Atmen zu hören oder hat das Kind große Mengen kleiner Fremdkörper eingeatmet (zum Beispiel Puder oder geschroteten Mais), verständigen Sie bitte unbedingt sofort einen Notarzt.

Vorsicht bei Auffälligkeiten nach dem Hustenanfall

Erstickungsanfall durch eingeatmete Fremdkörper

Nur in zwei bis fünf Prozent der Fälle kommt es zum dramatischen Erstickungsanfall. Das Kind wird dabei meist schnell blau, faßt sich an den Hals und hat Erstickungsangst. Eventuell sind auch Atemgeräusche, Husten oder Würgen zu hören. Der Fremdkörper kann in Rachen, Kehlkopf, Luft- oder Speiseröhre stecken.

Richtig handeln

Versuchen Sie möglichst ruhig zu bleiben und das Kind zu beruhigen. Schauen Sie kurz in den Mund, und entfernen Sie vorsichtig alle sichtbaren Fremdkörper. Rufen Sie sofort den Notarzt. Wenn das Kind hustet und atmet,

Richtig reagieren: Notarzt verständigen

Symptome beim Erstickungsanfall

- Husten
- die Haut verfärbt sich blau
- das Kind bekommt keine Luft mehr, kann auch nicht schreien, hat Angst
- Würgen, Speichelfluß, Schmerzen
- ziehendes Geräusch beim Atmen
- fast vollständiger Verschluß der Luftwege
- Bewußtlosigkeit, Atem-, Herzstillstand

Oft hilft es schon, dem Kind in dieser Haltung mehrmals auf den Rücken zu klopfen.

nehmen Sie es in den Arm und lassen es husten. Sonst gelten die allgemeinen Maßnahmen bei Atemnot (siehe Kasten Seite 25). Bekommt das Kind nicht mehr ausreichend Luft, ist schnelles Handeln nötig:

▶ Klopfen Sie ihm bei herunterhängendem Oberkörper mehrmals zwischen die Schulterblätter (siehe Abbildung unten links). Wenn danach keine Besserung eintritt, müssen Sie:

▶ 5mal mit Überdruck beatmen (siehe Seite 86 ff.).

Gelingt es nicht, das Kind zu beatmen, müssen Sie:

▶ 5mal den Brustkorb zusammendrücken (siehe Abbildung unten). Verfahren Sie dabei wie bei der Herzmassage (Seite 90 ff. für Babys, Seite 92 für Kinder), nur daß bei diesen Kompressionen der Oberkörper tiefer liegt, damit der Fremdkörper aus den Atemwegen gedrückt wird.

▶ Kontrollieren Sie den Mund des Kindes, und versuchen Sie erneut zu beatmen.

▶ Sollte nach all diesen Maßnahmen immer noch keine Beat-

Die Brustkorbkompression funktioniert nach dem Prinzip der Herzmassage.

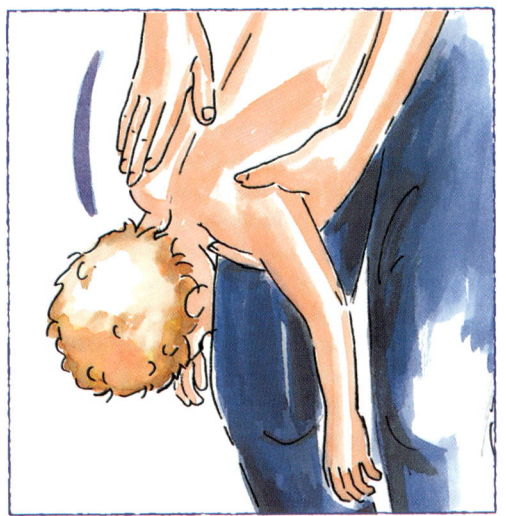

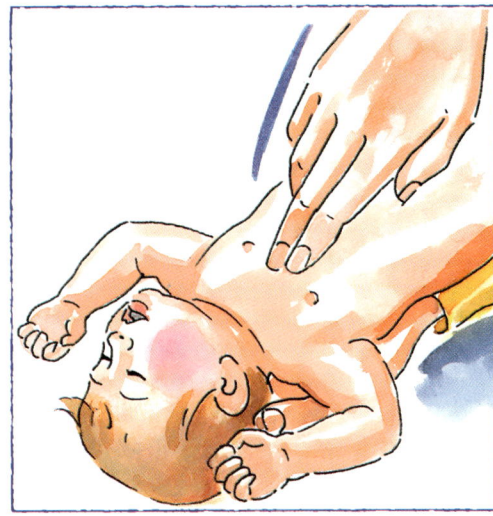

WICHTIG

Erstmaßnahmen bei Erstickungsanfällen durch Fremdkörper

- das Kind beruhigen
- vorsichtige Mundkontrolle: Fremdkörper soweit sichtbar entfernen
- Notruf
- Wenn das Kind ausreichend atmet und hustet, führen Sie nur allgemeine Maßnahmen bei Atemnot (siehe Kasten Seite 25) durch, bis der Notarzt kommt!

Folgende Maßnahmen nur, wenn das Kind von allein keine Luft mehr bekommt! Dabei immer wieder den Erfolg der einzelnen Handlungen überprüfen!

- bei herunterhängendem Oberkörper zwischen die Schulterblätter klopfen (siehe Abbildung Seite 29 links)
- 5mal mit Überdruck beatmen (Seite 86 ff.)
- 5mal Brustkorbkompression in Oberkörpertieflage (Abbildung Seite 29 rechts)
- Immer wieder Mundkontrolle
- Immer wieder versuchen zu beatmen

Nur im äußersten Notfall:

- bei Kindern über einem Jahr den Heimlich Handgriff versuchen

mung möglich sein, und das verletzte Kind ist älter als ein Jahr, können Sie den sogenannten Heimlich Handgriff versuchen (niemals bei Babys!), der aber auch schwere innere Verletzungen nach sich ziehen kann und daher nur als letztes Mittel eingesetzt werden sollte, wenn das Kind in akuter Lebensgefahr ist.

Bitte nur im absoluten Notfall!

Der Heimlich Handgriff

▶ Legen Sie das verletzte Kind in Rückenlage auf den Boden und knien Sie zu seinen Füßen. Mit einem Handballen drücken Sie den Bauch des Kindes zwischen Nabel und unterem Brustbein-

ende ruckartig Richtung Kopf des Kindes zusammen. Das wiederholen Sie maximal 10mal.

▶ Durch den so entstehenden Überdruck soll der Fremdkörper aus dem Brustkorb herausgeschleudert oder nach oben bewegt werden. Vor einer erneuten Beatmung müssen Sie deshalb die Mundhöhle untersuchen.

▶ Sie können den Heimlich Handgriff auch im Stehen ausführen (siehe Bild Seite 31).

▶ Achtung: Auch wenn sich der Fremdkörper durch Ihre Maßnahmen löst und das Kind sich erholt, müssen Sie es danach möglichst rasch ins Krankenhaus bringen.

Wirksam: Brustkorbkompression (Seite 29)

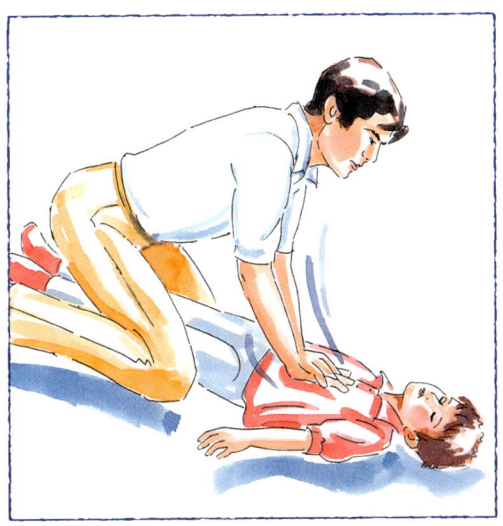

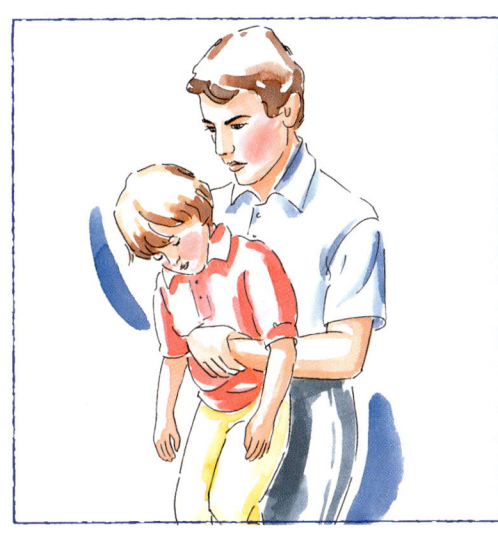

Bitte wenden Sie den Heimlich Handgriff nur als letztes Mittel an!

Fremdkörper in den Speisewegen

Symptome wie Würgen, verstärkter Speichelfluß, Druckgefühl und Schmerzen hinter dem Brustbein weisen auf einen verschluckten Fremdkörper in der Speiseröhre hin. Dieser engt dann die Atemwege von hinten ein. Bewahren Sie Ruhe, und wenden Sie keine »Hausmittel« an. Bei Atemnot verständigen Sie umgehend den Notarzt und führen die Maßnahmen bei Erstickungsanfällen (siehe Kasten Seite 30) durch. Auch wenn keine Atemstörungen vorliegen, sollte ein Arzt aufgesucht werden, da spitze Gegenstände (Nadeln, Nägel) oder Batterien eine besondere Behandlung erfordern.

Atemnot durch Insektenstich

Nach einem Insektenstich kann es durch die Schwellung im Mund- und Rachenraum oder wegen einer Insektengiftallergie zu schwerster Atemnot kommen: Die Atemwege im Kehlkopfbereich werden verlegt, bei einer Allergie treten außerdem Schwellungen und Verkrampfungen im Bereich der Bronchien auf – das Kind droht zu ersticken!

Insektenstiche erkennen

Schreit das Kind nach dem Trinken auf, faßt sich an den Hals, würgt und hustet, ist es vermutlich von einem Insekt in Mund oder Rachen gestochen worden.

Der Heimlich Handgriff im Stehen: Halten Sie das Kind so, daß Ihre Hände in Magenhöhe liegen.

WICHTIG

Maßnahmen bei Atemnot durch Insektenstich

- Notruf
- Allgemeine Maßnahmen bei Atemnot
- wenn nötig: lebensrettende Sofortmaßnahmen (siehe Seite 80 ff.)
- einige Eiswürfel lutschen lassen, kalte Tücher um den Hals legen
- falls vorhanden, ein Cortisonzäpfchen geben (wie es sonst bei Pseudokruppanfall verwendet wird)

Wenn der Stich sich an einer anderen Körperstelle befindet, das Kind jedoch allergisch darauf reagiert, kann das ebenfalls Atemnot auslösen: Innerhalb weniger Minuten kommt es zu einer allgemeinen Schleimhautschwellung, und das Kind bekommt zunehmend Atemnot. Allergische Reaktionen können schnell zum allergischen Schock (siehe Seite 59 ff.) mit Bewußtlosigkeit, Kreislauf- und Atemstillstand führen.

Richtig handeln

Besonnen vorgehen — Bewahren Sie Ruhe, beruhigen Ihr Kind, und orientieren Sie sich an den Maßnahmen bei Atemnot (siehe Kasten Seite 25). Rufen Sie möglichst schnell einen Notarzt. Falls sich das Insekt noch im Mund befindet, veranlassen Sie das Kind, es auszuspucken.

Atemnot bei Kehldeckelentzündung

Haupterreger der eitrigen Kehldeckelentzündung (Epiglottitis) ist Haemophilus influenzae B, der auch eine schwere Gehirnhautentzündung verursacht. Sie können Ihr Kind mit einer HiB-Impfung davor schützen.
Die Epiglottitis ist eine seltene Erkrankung. Der Kehldeckel, der beim Schluckvorgang den Kehlkopf verschließt, schwillt dabei an und verengt die oberen Atemwege lebensbedrohlich. Vor allem Kleinkinder zwischen zwei und

Ausreichender Impfschutz ist sinnvoll

WICHTIG

Symptome für eine Kehldeckelentzündung

- hohes Fieber, Kind ist schwerkrank
- Schluckbeschwerden, Speicheln
- kloßige Sprache
- ziehendes Geräusch beim Einatmen
- Einziehungen beim Einatmen
- schwerste Atemnot, Erstickungsangst
- **Lebensgefahr!**

Maßnahmen

- **Unbedingt sofortiger Notruf!**
- alle Aufregung vom Kind fernhalten
- bis der Notarzt kommt: allgemeine Maßnahmen bei Atemnot (Kasten Seite 25)
- wenn nötig: Atemspende (Seite 86 ff.)

fünf Jahren sind betroffen. Häufig haben sie plötzlich hohes Fieber, wirken schwerkrank und haben starke Halsschmerzen, vor allem beim Schlucken. Die Sprache ist kloßig, aus dem Mundwinkel läuft Speichel. Dann treten Atemnot, Einziehungen und ziehende Geräusche beim Einatmen auf. Die Atemnot nimmt rasch zu, das ängstliche Kind sitzt scheinbar ruhig da und ringt mit offenem Mund nach Luft. Es kann rasch zu Bewußtlosigkeit, Atem- und Herzkreislaufstillstand kommen.

Richtig handeln

Umgehend den Notarzt rufen Am wichtigsten ist der sofortige Notruf und alles zu vermeiden, wodurch sich das Kind weiter aufregen könnte.

Atemnot bei Pseudokrupp

An Pseudokrupp erkranken vor allem ältere Säuglinge und Kleinkinder. Pseudokruppanfälle treten oft im Herbst und Winter auf, besonders bei kalter, trockener Witterung.

Meist liegt eine Viruserkrankung, seltener eine allergische Reaktion zugrunde, die zum Beispiel durch Luftschadstoffe, vor allem Nikotin, verschlimmert werden kann. Bakterielle Pseudokruppanfälle treten häufig nach Masern oder anderen komplizierteren Infektionskrankheiten auf, verlaufen oft sehr schwer und ähneln einer eitrigen Kehldeckelentzündung (Seite 32).

Tritt vor allem in der kalten Jahreszeit auf

WICHTIG

Symptome für Pseudokrupp

- anfangs oft Heiserkeit, Schnupfen, Fieber und Husten
- typischer, bellender Husten
- ziehendes, pfeifendes Geräusch beim Einatmen (Stridor)
- Atemnot und Einziehungen nur bei Aufregung

Bei schwerem Pseudokruppanfall außerdem noch:
- Atemnot und Einziehungen auch in Ruhe
- Kind ist unruhig und ängstlich

Bei Pseudokrupp mit Erstickungsgefahr außerdem:
- hochgradige Atemnot und Erstickungsangst
- Blässe, Blau-, Grauwerden
- Kind ist erschöpft, wird scheinbar ruhiger: **Lebensgefahr!**
- Bewußtlosigkeit, Atemstillstand

Pseudokrupp erkennen

Pseudokrupp ist eine Entzündung im Bereich des Kehlkopfes und der oberen Luftröhre, die häufig mit Erkältungszeichen und Fieber beginnt. Manchmal tritt plötzlich der charakteristische Bellhusten auf, gefolgt von Atemnot, oder es ist ein lautes, ziehendes Geräusch beim Einatmen zu hören. Jeder Anfall verläuft unterschiedlich schwer, ist nicht einzuschätzen und kann in seltenen Fällen zu Bewußtlosigkeit und Atemstillstand führen.

Anfälle verlaufen unberechenbar

Richtig handeln

Am wichtigsten ist es, das Kind zu beruhigen. Halten Sie es zu ruhigem, tiefem Durchatmen an. Am besten gehen Sie mit ihm ans offene Fenster und lassen es frische, kühle Luft einatmen. Nimmt dabei jedoch der Hustenreiz zu, lassen Sie das Kind besser feuchte Luft einatmen: Hängen Sie feuchte Tücher auf, drehen Sie die heiße Dusche auf, oder lassen Sie Wasser auf dem Herd verdampfen. Das alles können Sie auch vorbeugend tun. Bei leichtem Pseudokrupp im Anfangsstadium – und wenn das Krankheitsbild bereits bekannt ist – können Sie Ihrem Kind einen pflanzlichen Hustensaft geben. Außerdem sollte es reichlich trinken, damit sich der Schleim löst und der Hustenreiz verringert wird. Verständigen Sie auf jeden Fall den Hausarzt.

Kühle oder feuchte Luft wirkt meist lindernd

Bei schweren Pseudokruppanfällen – oder wenn Sie sich unsicher fühlen – rufen Sie immer den Notarzt. Wurde bei früheren Anfällen Cortison verschrieben, geben Sie dem Kind möglichst zu Anfang des Anfalls ein Zäpfchen.

WICHTIG

Maßnahmen bei Pseudokrupp

Allgemeine Maßnahmen:
- Ruhe bewahren
- Kind beruhigen
- Allgemeine Maßnahmen bei Atemnot (Kasten Seite 25)
- frische Kaltluft oder angefeuchtete Luft einatmen lassen

Bei einem leichten Pseudokruppanfall zusätzlich zu den allgemeinen Maßnahmen:
- eventuell pflanzlichen Hustensaft geben
- ausreichend Flüssigkeit
- falls vorhanden: Cortisonzäpfchen
- Arztruf

Bei einem schweren Pseudokruppanfall zusätzlich zu den allgemeinen Maßnahmen:
- Notruf – Notarzt zum Kind
- falls vorhanden: Cortisonzäpfchen

Bei lebensbedrohlichem Pseudokrupp zusätzlich zu den allgemeinen Maßnahmen:
- Notruf – Notarzt zum Kind
- falls vorhanden: Cortisonzäpfchen
- eventuell Wiederbelebung nötig (Maßnahmen siehe Seite 89 ff.)

Bauchschmerzen

Bauchschmerzen im Kindesalter sind keine Erkrankung, sondern lediglich ein Symptom für verschiedene Krankheiten.
Dabei ist es für den Ersthelfer vor allem wichtig, die Gefährlichkeit der Bauchschmerzen richtig zu beurteilen: Sie müssen sofort erkennen, ob es sich um eine lebensgefährliche Situation handelt – das ist der Fall, wenn zusätzlich Schocksymptome (siehe Seite 59) auftreten.

Ursachen für Bauchweh

Zahlreiche Auslöser sind möglich

Wenn Eltern ihr Kind »nur« mit Bauchschmerzen zum Arzt bringen, sind diese meist durch Blähungen (vor allem bei Säuglingen), Darmgrippe, Verstopfung oder einen Harnwegsinfekt (vor allem bei Mädchen) verursacht. Oft läßt sich auch gar keine Ursache finden: Die Kinder haben vielleicht nur »etwas Falsches« gegessen, oder das Bauchweh hat psychische Gründe. Abhängig von den äußeren Umständen muß man an eine Verletzung innerer Organe (zum Beispiel nach einem Fahrradsturz) denken. Vor allem bei zusätzlicher Bewußtseinstrübung kann

WICHTIG

Vorsicht bei diesen Symptomen:

Beobachten Sie bei Ihrem Kind neben den Bauchschmerzen folgende Beschwerden, oder fühlen Sie sich unsicher, rufen Sie einen Arzt oder den Notarzt!

- die Schmerzen beginnen plötzlich und werden immer schlimmer
- Abwehrspannung der Bauchdecke
- Erschütterungsschmerz
- Erbrechen
- Schwere Durchfälle
- auffälliges Windverhalten
- auffälliger Stuhl: Blutauflagerungen oder Teerstuhl
- Fieber
- schlechter Allgemeinzustand
- Schocksymptome (Frieren, schneller Puls, Blässe, siehe Seite 59 ff.)
- Hinweise auf mögliche Vergiftung, Verätzung oder Verletzung

Wenn die genannten Symptome auftreten, können folgende Erkrankungen die Bauchschmerzen ausgelöst haben:

- Blinddarmentzündung (Seite 37)
- innere Verletzungen
- verschluckter Fremdkörper (Seite 31)
- Darmverschluß oder Darmverschlingung (Seite 37)
- Vergiftung (Seite 68 ff.)
- andere Erkrankungen, wie etwa Scharlach, Mittelohr- oder Lungenentzündung

WICHTIG

Maßnahmen bei Bauchweh

- entspannte Lagerung (siehe Bilder unten)
- Vorsicht mit Essen und Trinken
- Medikamente nur nach Rücksprache mit dem Arzt
- je kleiner das Kind ist, um so früher sollten Sie den Arzt rufen
- auf Zeichen der Verschlechterung achten: Schockzeichen (siehe Seite 59 ff.), Zustand des Kindes verschlechtert sich

dung können von so starken Bauchschmerzen begleitet sein, daß die eigentliche Erkrankung beinahe übersehen wird.
Treten Bauchschmerzen zusammen mit anderen Symptomen auf, muß das Kind unbedingt gründlich untersucht werden, um schwerwiegendere Ursachen für die Schmerzen auszuschließen (siehe Seite 35).

Richtig handeln

auch eine Vergiftung (Seite 68 ff.) vorliegen. Ein verschluckter Fremdkörper (Seite 31) kann ebenfalls Bauchschmerzen hervorrufen.
Eine Blinddarmentzündung (Appendizitis) oder eine Darmeinstülpung (Invagination) erfordern eine baldige Operation und können nur von einem Arzt sicher ausgeschlossen werden. Aber auch Scharlach sowie eine Mittelohr- oder Lungenentzün-

Diese gekrümmte Seitenlage lindert oft den Bauchschmerz.

Sorgen Sie zunächst für eine entspannte Lagerung: Gut eignen sich die Seitenlage mit angewinkelten Beinen (siehe Bild unten links) oder die Rückenlage mit einer Knierolle (Abbildung unten rechts) – aber das Kind bestimmt selbst, welche Lage ihm am angenehmsten ist.
Bei starken Bauchschmerzen oder in einer dringlichen oder lebensbedrohlichen Situation sollte das Kind nichts zu essen oder zu

Auch die Rückenlage mit einem Kissen unter den Beinen wirkt häufig entspannend.

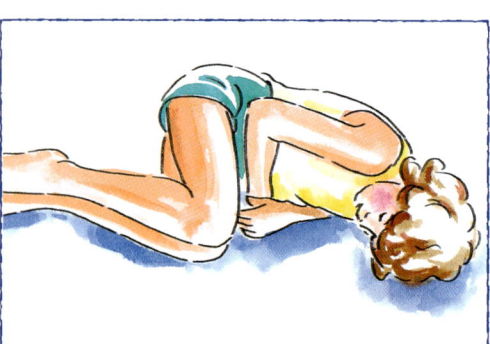

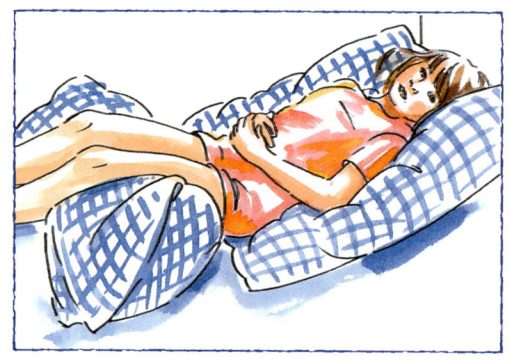

trinken bekommen, bis der Arzt über das weitere Vorgehen entschieden hat. Schmerzmittel sollten Sie nur nach Rücksprache mit dem Arzt geben, damit eine eventuelle Verschlechterung frühzeitig bemerkt wird. Je jünger das Kind ist, um so schneller sollten Sie einen Arzt hinzuziehen, da die Aussagen des Kindes oft nur schwer einzuschätzen sind.

Medikamente nur vom Arzt

Blinddarmentzündung

Bei dieser Erkrankung entzündet sich nicht der Blinddarm selbst, sondern der an ihm hängende Wurmfortsatz. Eine Blinddarmentzündung ist oft schwer zu er-

kennen: Es gibt keine Symptome, die eine sichere Diagnose erlauben! Häufig hat das Kind starke Bauchschmerzen, die zum rechten Unterbauch wandern.

Bei plötzlichen heftigen Bauchschmerzen stets Notarzt rufen

Darmverschlingung

Eine Darmverschlingung tritt vor allem bei Säuglingen oder Kleinkindern auf. Meist stülpt sich ein Teil des Dünndarms in den nachfolgenden Darmabschnitt und schwillt an. Das Kind leidet unter starken, krampfartigen Schmerzen. Bringen Sie es unbedingt ins Krankenhaus, oder rufen Sie einen Arzt: Nur eine Ultraschalluntersuchung des Bauches kann diese Diagnose sichern!

WICHTIG
Symptome einer Blinddarmentzündung

- starke Bauchschmerzen, die häufig zum rechten Unterbauch ziehen
- angespannte Bauchdecke
- Erschütterungsschmerz
- Erbrechen, Durchfall, Fieber
- schlechter Allgemeinzustand

Maßnahmen
- Bringen Sie das Kind ins Krankenhaus, oder rufen Sie den Arzt: Ein entzündeter Blinddarm muß entfernt werden.

WICHTIG
Symptome für Darmverschlingung

- tritt häufig im Anschluß an starke Durchfallerkrankungen auf
- Erbrechen
- heftige, kolikartige Bauchschmerzen
- Blutauflagerungen auf dem Stuhl
- schlechter Allgemeinzustand

Maßnahmen
- Rufen Sie unbedingt den Arzt, oder bringen Sie das Kind in die Klinik! Möglicherweise kommt es zu einem Darmverschluß, dann besteht **Lebensgefahr!**

Blutungen

Harmlose, kleinere Wunden tragen Kinder immer wieder einmal davon. Eine bedrohliche Blutung erkennen Sie an der Blutmenge, die das Kind verliert, und daran, daß sich der Zustand des Kindes rasch verschlechtert. Oft kommt es zum Schock (siehe Seite 59 ff.). Bei jeder bedrohlichen äußeren oder inneren Blutung besteht die Gefahr, daß das Kind verblutet. Je jünger das Kind ist, desto größer ist diese Gefahr: Während ein Erwachsener nämlich sechs bis sieben Liter Blut zur Verfügung hat, hat ein einjähriges Kind nur etwa einen bis 1,5 Liter Blut – ein Neugeborenes sogar nur 300 Milliliter!

Bei starkem Blutverlust rasch handeln

Richtig handeln

▶ Jede äußere Blutung läßt sich durch genügend starken Druck auf die Blutungsquelle stillen. Notfalls müssen Sie als Ersthelfer tief in eine Wunde hineindrücken. Die Blutung zu stoppen ist vorrangig, dabei muß auch eine Infektion riskiert werden.
▶ Da jede starke Blutung zu einem Schock führen kann, müssen Sie nach der Blutstillung grundsätzlich sofort Maßnahmen

WICHTIG

Symptome für bedrohliche Blutungen

- es blutet stark spritzend oder fließend
- Blutflecke in Kleidung vergrößern sich
- Blut beginnt von Kleidung zu tropfen
- Blässe, Unruhe oder Benommenheit
- Schockzeichen (Seite 59 ff.)

Maßnahmen bei Blutungen

Blutung an Kopf oder Rumpf
- Keimfreie Wundauflage
- Wundauflage direkt auf Blutung pressen
- wenn möglich Druckverband
- Bei Kopfverletzungen den Kopf erhöht lagern (außer bei Bewußtlosigkeit, dann bitte Maßnahmen siehe Seite 82 f.)

Blutung an Arm oder Bein
- Arm oder Bein hochlagern
- Wunde abdrücken
- Druckverband
- Abbinden nur in Ausnahmefällen

Nach Erstversorgung der Wunde:
- Notruf
- Schockvorbeugung (Seite 59 ff.)

zur Schockbekämpfung (Seite 59 ff.) durchführen.
Bei bedrohlichen Blutungen rufen Sie schnellstmöglich den Notarzt, da nur er frühzeitig einen

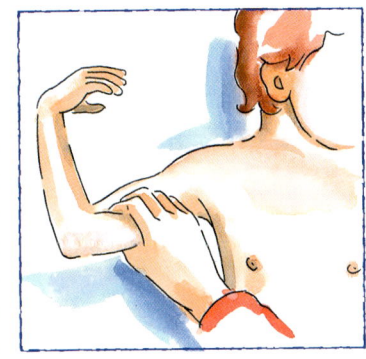

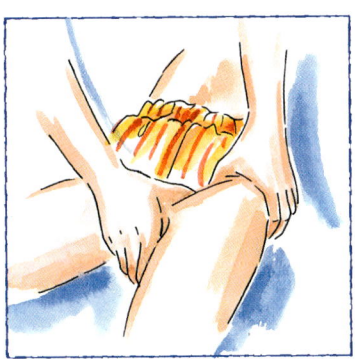

Die Schlagader am Oberarm abzudrücken hilft Blutungen am Arm zu stoppen.

So drücken Sie die Körperschlagader bei einer Blutung am Bein ab.

Teil der verlorenen Flüssigkeit wieder ersetzen kann.

▶ Starke Blutungen an Kopf oder Rumpf bedecken Sie zunächst mit einer keimfreien Wundauflage. Dann legen Sie einen Druckverband an (Seite 74). Bei Blutungen an Armen oder Beinen sind außerdem noch folgende Maßnahmen möglich:

▶ Halten Sie das betroffene Körperteil hoch: Die Blutung läßt nach, sobald die Blutungsstelle höher als das Herz liegt.

▶ Legen Sie möglichst rasch einen Druckverband an, am besten mit einem Dreiecktuch. Mit Hilfe eines elastischen Druckpolsters (zum Beispiel geschlossenes Verbandspäckchen) wird der Druck auf die Wundränder verstärkt und die Blutung gestoppt. Wichtig ist, daß keine Stauung verursacht wird (dabei würden sich Arm oder Bein blau verfärben). Blutet der Druckverband durch, legen Sie ein weiteres Druckpol-

Mit Druckverband läßt sich fast jede Blutung stoppen

ster auf oder drücken mit der Hand das vorhandene fest. Läßt sich kein Druckverband anlegen, müssen Sie das Polster mit der Hand fest auf die Wunde pressen, bis der Notarzt kommt.

▶ Sind zwei Helfer da, kann einer die zur Wunde führende Körperschlagader abdrücken, während der andere den Druckverband anlegt. Achtung: Erst wenn der Druckverband fertig ist, darf man das Abdrücken beenden!

▶ Abbinden ist nur in verzweifelten Ausnahmefällen, zum Beispiel bei einer großflächig zerfetzten Wunde erlaubt. Der abgebundene Körperteil kann stark geschädigt werden. Wird die Abbindung gelöst – was nur dem Arzt erlaubt ist – kann es zum schweren Schockzustand kommen. Falls Sie wirklich abbinden müssen, tun Sie das nur in der Mitte von Oberarm oder Oberschenkel, und vermerken Sie die Uhrzeit der Abbindung.

Abbinden möglichst vermeiden!

Durchfall

Akute Durchfallerkrankungen sind meist die Folge eines Ernährungsfehlers, eines Darminfektes oder einer Allgemeininfektion. Auch bei Vergiftungen, nach der Einnahme von Antibiotika, bei einer Blinddarmentzündung oder einer Darmverschlingung können schwere Durchfälle auftreten.

Gefahren bei Durchfällen

Im Säuglings- und frühen Kleinkindesalter können Durchfallerkrankungen, vor allem wenn sie gleichzeitig mit Erbrechen und hohem Fieber auftreten, lebensbedrohlich sein. In diesem Alter können nämlich rasch schwere Flüssigkeits- und Salzverluste im Körper auftreten. Man bezeichnet dieses Krankheitsbild als Säuglingstoxikose.

Starker Flüssigkeitsverlust ist gefährlich Anfangs besteht ein vermehrtes Durstgefühl, Haut und Schleimhäute werden immer trockener. Wenn man die Haut vorsichtig zwischen die Finger nimmt, bleibt sie in Falten stehen. Das Körpergewicht sinkt, die Urinmenge nimmt ab, und das Kind verspürt in der Regel keinen Durst mehr. Beim Säugling ist die

---

WICHTIG

Durchfall – häufigste Ursachen

- Erkrankungen im Bauchraum (etwa eine Blinddarmentzündung; siehe Seite 37)
- Allgemeininfektion (zum Beispiel grippale Infekte, Mittelohrentzündung)
- Medikamente (meist Antibiotika)
- Darmverschlingung (siehe Seite 37)

Alarmzeichen bei Durchfall

- Haut und Schleimhäute trocken
- tiefliegende Augen
- bei Babys: eingefallene Fontanelle
- Gewichtsverlust
- mangelnde Urinausscheidung
- Schläfrigkeit, Teilnahmslosigkeit
- kein Durst
- Schockzeichen (Seite 59 ff.)
- Bewußtseinstrübung, Krämpfe (Seite 54 f.)
- Atemstillstand, Herz-Kreislauf-Versagen

Maßnahmen

- ausreichende Flüssigkeitszufuhr
- Medikamente nach ärztlicher Anweisung
- je kleiner das Kind ist, desto früher Arztruf (bei Säuglingen rasch Lebensgefahr!)
- bei Verschlechterung (Schocksymptome oder andere Alarmzeichen, Auflistung siehe oben): Arzt rufen
- Nahrungsaufbau mit Arzt absprechen

Fontanelle eingesunken, und die Augen fallen ein. Wird der Flüssigkeitsmangel nicht umgehend bekämpft, treten Schockzeichen auf (blasse, kalte, marmorierte Haut, zu schneller oder zu langsamer Puls, Unruhe). Schließlich kommt es zu Bewußtseinsstörungen, Krämpfen, Atemstillstand und Herz-Kreislauf-Versagen.

Richtig handeln

Starke Durchfälle müssen immer ärztlich behandelt werden. Je jünger das Kind ist, um so früher **Schnell** sollten Sie einen Arzt hinzuzie-**reagieren** hen, da der Flüssigkeits- und Salzverlust zum bedrohlichen Schockzustand führen kann.

▶ Sie müssen unbedingt auf eine ausreichende Flüssigkeitszufuhr achten: Ein Säugling oder Kleinkind sollte pro Stunde mindestens 8 bis 10 Milliliter Flüssigkeit pro Kilogramm Körpergewicht trinken: Lassen Sie das Kind

nicht nur Tee trinken – der enthält keine Salze. Geben Sie ihm ein Glucose-Elektrolyt-Gemisch (aus der Apotheke). Bei älteren Kindern können Sie bei leichten bis mittelschweren Durchfällen die verlorengegangenen Stoffe durch gesüßten Tee und Suppe ersetzen.

Den weiteren Nahrungsaufbau **Flüssigkeit** sprechen Sie mit Ihrem Arzt ab. **und Salze** ▶ Medikamente gegen Durchfall **gezielt** geben Sie am besten nur nach **ersetzen** Rücksprache mit dem Arzt. Es gibt zwei große Gruppen an Medikamenten für akute Durchfallerkrankungen: zum einen sogenannte Adsorbentien, die Giftstoffe binden können, wie Kohle oder verschiedene Pectine – bitte nicht bei fieberhaften Durchfallerkrankungen geben. Eine ähnliche Wirkung erzielen Sie übrigens, wenn Sie dem Kind etwas geriebenen Apfel geben (bitte erst braun werden lassen).

Die zweite Medikamentengruppe gegen Durchfall sind Mittel, die die Darmbewegung dämpfen. Meist ist Loperamid ein Inhaltsstoff. Diese Medikamente sollten **Einen Arzt** Kindern nur mit allerhöchster **um Rat** Vorsicht gegeben werden (Gefahr **fragen** eines Darmverschlusses).

▶ Verschlechtert sich der Zustand oder zeigt das Kind Symptome eines Flüssigkeitsmangels, muß es umgehend in der Klinik mit Infusionen versorgt werden.

TIP!

Süße Helfer gegen Durchfall

▶ Salzstangen und etwas Cola sind eine Durchfallmedizin, die von älteren Kindern meist gern genommen wird. Viele Ärzte akzeptieren die wohlschmeckende Diät. Manche Mediziner lehnen sie jedoch ab, da der in der Cola enthaltene Zucker die angegriffene Darmwand schädigen kann.

Elektrounfälle

Die meisten Elektrounfälle im Kindesalter passieren mit Haushaltsstrom (220 Volt). Nach dem Unfall ist das Kind meist noch mit der Stromquelle verbunden oder liegt unmittelbar daneben. Oft sind Verbrennungen an der Ein- und Austrittsstelle des Stromes zu sehen, sogenannte Strommarken. Häufig hat das Kind einen Schock (siehe Seite 59 ff.). Es kann zu Bewußtlosigkeit, Atem- oder Herz-Kreislauf-Stillstand (siehe Seite 81 ff.) kommen.

Immer zuerst den Stromkreis unterbrechen

Richtig handeln

Achten Sie nach Elektrounfällen unbedingt auf ausreichenden Eigenschutz: Bei Unfällen im Haus unterbrechen Sie zuerst den Stromkreis, indem Sie die Sicherung ausschalten. Oder Sie schieben das Kind mit einem nichtleitenden Gegenstand vorsichtig von der Stromquelle weg. Nur selten verunglücken Kinder mit Hochspannungsstrom, etwa wenn sie auf Hochspannungsmasten klettern, Drachen steigen lassen oder durch Blitzschlag. Bei diesen Unfällen dürfen Sie nie zum verletzten Kind laufen! Sie würden dabei lediglich selbst einen – meist tödlichen – Stromschlag erleiden. Halten Sie einen Sicherheitsabstand von mindestens 10 bis 18 Metern, und sorgen Sie umgehend durch einen Notruf dafür, daß vom Elektrizitätswerk der Strom abgeschaltet wird. Erst nach Rückruf dürfen Sie in die Nähe des Kindes.

Nicht in Nähe von Stromleitungen spielen lassen

Erbrechen

Erbrechen ist keine Erkrankung, sondern ein – alarmierendes – Symptom. Es muß deshalb immer auch nach weiteren Warnzeichen gesucht werden.

Mögliche Ursachen

Häufiges Symptom

Erkrankungen des Bauches wie Blinddarmentzündung oder Darmverschluß (Seite 37) sowie Allgemeininfektionen wie Keuchhusten, Mittelohrentzündung können Erbrechen auslösen. Ebenso Vergiftungen (Seite 68 ff.) oder die Einnahme bestimmter Medikamente. Möglicherweise liegt auch eine Erkrankung des Gehirns zugrunde (wie Kopfverletzungen, siehe Seite 51 ff., Hirnhautentzündung, Migräne). Auch die Reisekrankheit, starke Erregung oder Angst können zum Erbrechen führen.

Richtig handeln

▶ Beruhigen Sie Ihr Kind, und sorgen Sie dafür, daß es entspannt liegt (Seitenlage oder Rückenlage mit Knierolle, siehe Abbildungen Seite 36). Das Kind sollte leichte Kost bekommen, anfangs nur etwas Tee oder Wasser.

▶ Je jünger das Kind ist, um so früher sollten Sie einen Arzt hinzuziehen, da starker Flüssigkeits- und Salzverlust droht (siehe auch Durchfall, Seite 40 f.). Ist die Ursache des Erbrechens unklar, fragen Sie ebenfalls einen Arzt. Medikamente gegen Erbrechen geben Sie nur nach ärztlicher Anweisung, da sie oft starke Nebenwirkungen haben.

WICHTIG

Alarmzeichen bei Erbrechen

- gleichzeitige starke Bauchschmerzen
- anhaltendes Erbrechen
- galliges Erbrechen (grün) oder Koterbrechen (evtl. Darmverschluß: Notarzt rufen!)
- blutiges Erbrechen
- Bewußtseinstrübung (oft bei Vergiftung, Seite 68 ff., oder starkem Flüssigkeitsverlust)
- Schockzeichen (Seite 59 ff.)

Maßnahmen

- entspannte Lagerung
- Vorsicht mit Essen und Trinken
- Medikamente nur vom Arzt
- je kleiner das Kind ist, um so früher den Arzt rufen (siehe auch Seite 40 f., Durchfall)!
- bei Verschlechterung (Alarmzeichen siehe oben) Notarzt rufen!

Erfrierungen und Unterkühlung

Kinder haben im Verhältnis zum Gewicht eine größere Körperoberfläche als Erwachsene und kühlen deshalb schneller aus. Von einer Unterkühlung spricht man, wenn die Körpertemperatur unter 34 °C absinkt, von Erfrierungen, wenn Körperteile durch Kälte geschädigt werden.

Kinder besonders sorgfältig schützen

Kälteeinwirkung erkennen

Erfrierungen machen sich oft mit Hautverfärbungen bemerkbar: Die Haut an den erfrorenen Körperteilen ist blaß oder bläulich. Wenn das Kind kalte Hände und Füße hat, kann das ein Hinweis auf eine Unterkühlung sein. Häufig verfärben sich die Lippen blau, und die Haut wird grau. Ist

---

WICHTIG

Maßnahmen bei Unterkühlung und Erfrierungen

● Achtung: Langsam aufwärmen (in warme Decken wickeln, in eine warme Umgebung bringen, warme Getränke geben)!
● bei Bewußtlosigkeit: stabile Seitenlage, Wiederbelebung (siehe Seite 81 ff.)

---

auch der Bauch des Kindes kalt, kontrollieren Sie unbedingt die Körpertemperatur: Ist das Kind auffallend ruhig oder nicht mehr vollständig ansprechbar, kann das auf einen Unterkühlungsschock hinweisen. Das Kind könnte daraufhin bewußtlos werden!

Richtig handeln

Das Kind muß allmählich wieder erwärmt werden: Wickeln Sie es in warme Decken. Ist es bei Bewußtsein, können Sie ihm warme Getränke geben. Erwärmen Sie ein unterkühltes Kind auf keinen Fall zu schnell, etwa durch ein heißes Bad. Dadurch könnte es einen Kreislaufschock (siehe Seite 59 ff.) erleiden! Bei starker Unterkühlung oder schweren Erfrierungen rufen Sie einen Arzt!

Langsam aufwärmen

TIP!

Kälteschäden vorbeugen

▶ Kleiden Sie Ihr Kind stets der Witterung entsprechend, und achten Sie darauf, daß es sich – vor allem bei kaltem Wetter – möglichst viel bewegt.
▶ Setzen Sie ein Kind nie unzureichend geschützt und bewegungslos der Kälte aus – etwa indem Sie ein Baby in einer Rückentrage zum Wintersport mitnehmen!

Ertrinkungsunfälle

Beim Ertrinken verkrampft sich oft zuerst die Kehlkopfmuskulatur, was das Atmen unmöglich macht. Dann wird Flüssigkeit in die Lungen eingeatmet.

Richtig handeln

▶ Am wichtigsten ist die rasche Rettung des Ertrunkenen aus dem Wasser. Dabei müssen Sie jedoch unbedingt auf ausreichenden Eigenschutz achten: Sind Sie ein sicherer Schwimmer? Denken Sie an Fremdsicherung bei Eisrettung oder starker Strömung!

Gefahren und Risiken realistisch einschätzen

▶ Ist der Ertrunkene geborgen, verlieren Sie keine Zeit mit dem Versuch, das Wasser aus der Lunge zu entfernen. Es muß umgehend mit lebensrettenden Sofort-

---

WICHTIG

Maßnahmen

- Notruf
- Rettung aus dem Wasser – Eigenschutz!
- wenn nötig, umgehend mit lebensrettenden Sofortmaßnahmen beginnen (Seite 80 ff.)
- Schockmaßnahmen
- Wärme erhalten, langsam erwärmen
- Bringen Sie das Kind ins Krankenhaus, auch wenn es ihm scheinbar gutgeht!

---

maßnahmen begonnen werden (Freimachen der Atemwege, Beatmung bei Atemstillstand, Herzlungenwiederbelebung bei Herzstillstand, Notruf; siehe Seite 80 ff.). Auch wenn der Verunglückte längere Zeit im Wasser war, bestehen gute Überlebenschancen, da durch das kalte Wasser der Körper schnell abkühlt und so die Sauerstoffreserven länger vorhalten. Ist das Kind unterkühlt, darf es nur langsam erwärmt werden (Seite 44). Hat es sich nach Ihren Erstmaßnahmen wieder erholt, muß es trotzdem in der Klinik überwacht werden, da noch Stunden später schwere Atemstörungen, Bewußtlosigkeit und Kreislaufprobleme auftreten können.

Grundsätzlich ins Krankenhaus

TIP!

Unfällen mit Wasser vorbeugen

▶ Lassen Sie ein kleines Kind nie allein im oder am Wasser: Jeder fünfte tödliche Unfall bei Kindern unter vier Jahren entsteht durch Ertrinken! Ein Kleinkind kann bei jeder Wassertiefe ertrinken: Am häufigsten werden den Kleinen tiefe Pfützen, Regentonnen, Gartenteiche, Swimmingpools und Badewannen zum Verhängnis.

Fieber

Die Körpertemperatur ist auf 36,0 bis 37,5 °C »eingestellt«.

Mögliche Auslöser Durch äußere Einflüsse wie Hitze, Anstrengung oder zu geringe Flüssigkeitsaufnahme, aber auch durch innere Auslöser wie Infektionen oder Vergiftungen, kann dieser Mechanismus beeinträchtigt werden: Die Körpertemperatur erhöht sich. Fieber ist eine natürliche Abwehrreaktion unseres Körpers gegen Infektionen und andere Störungen.

Wann Fieber gefährlich wird, hängt vom Zustand und vom Alter des Kindes ab. Vor allem bei Säuglingen und Kleinkindern kann bei hohem Fieber ein Krampfanfall ausgelöst werden (siehe Seite 54 f.).

Fieber erkennen

Typische Begleitsymptome Häufig lassen Begleitzeichen wie Gänsehaut, Schüttelfrost, Frieren, kalte Hände oder auch ein hochroter Kopf und spürbare Überwärmung an Fieber denken. Darüber hinaus fühlt sich das erkrankte Kind meist sehr unwohl, ist quengelig, weint schnell oder ist sehr matt. Sie sollten unbedingt Fieber messen, am besten im Po.

Richtig Fieber messen

▶ Die Messung im Po liefert die zuverlässigsten Meßwerte und ist deshalb vor allem bei Säuglingen und Kleinkindern zu empfehlen. Die Kinder sollen dabei ruhig liegen. Geben Sie reichlich Creme auf das Thermometer, damit es gleitfähig wird, und führen Sie es etwa 1 bis 2 cm in den After ein.

▶ Das Fiebermessen unter der Achsel ist erst ab dem 6. Lebensjahr einigermaßen zuverlässig.

TIP!

Tips zum Fiebermessen

▶ Messen Sie Fieber nur in entspannter und ruhiger Umgebung; auch das Kind sollte zur Ruhe gekommen sein, um verfälschte Meßwerte zu vermeiden.

▶ Verwenden Sie grundsätzlich nur automatische digitale Thermometer: Die Meßdauer beträgt damit nur ein bis zwei Minuten, und es besteht keine Bruchgefahr.

▶ Und so schätzen Sie die gemessenen Werte richtig ein (bei Messung im Po): gemessene Temperatur:

36,0 bis 37,5 °C	= normal
37,6 bis 38,0 °C	= erhöht
mehr als 38,0 °C	= Fieber
mehr als 39,0 °C	= hohes Fieber

Maßnahmen bei Fieber

● die Fieberursache feststellen
● regelmäßig die Temperatur kontrollieren
● physikalische Maßnahmen (siehe rechts)
● ausreichende Flüssigkeitszufuhr
● Paracetamol-Zäpfchen geben (altersgerechte Dosierung nach Packungsanleitung)

Rufen Sie den Arzt, ...
● wenn Sie sich unsicher fühlen
● die Fieberursache unklar ist
● das Fieber länger anhält und Sie es nicht senken können
● bei Symptomen wie Ohren- oder Bauchschmerzen, Ausschlag oder Husten

Rufen Sie bitte sofort den Notarzt, ...
● wenn das Kind plötzlich apathisch wird, sein Zustand sich rasch verschlechtert, es schrill schreit, Krämpfe hat oder blaue Flecken bekommt
● bei Bewußtseinstrübung oder Krampfanfall (siehe Seite 54 f.)

Legen Sie das Thermometer so ein, daß das Depot in der Achselhöhle liegt. Die Werte liegen circa 0,5° unter den im Po gemessenen.
Auch die Messung im Mund ist erst ab dem sechsten Lebensjahr einigermaßen zuverlässig.
Wird mit dem Ohrthermometer gemessen, dauert das nur etwa drei Sekunden. Die dabei gemessenen Werte sind jedoch nicht immer zuverlässig. Im Zweifelsfall sollten Sie sie mit einer Messung im Po kontrollieren.

Meßgeräte wie Fieberschnuller sind zu ungenau!

Richtig handeln

Unabhängig von der Fieberursache sollten Sie bei Säuglingen und Kleinkindern immer versuchen, die Körpertemperatur auf 39 °C oder darunter zu senken, vor allem in den ersten zwei bis drei Tagen der Erkrankung; in dieser Phase ist das Risiko eines Fieberkrampfes besonders hoch.
Versuchen Sie immer, das Fieber zuerst mit sogenannten physikalischen Maßnahmen – zum Beispiel mit Wickeln und Waschungen – zu senken. Packen Sie das Kind nicht zu warm ein: Meist genügt ein Leinentuch zum Zudecken. Setzen Sie einem Säugling kein Mützchen auf, da es sonst zu einem Wärmestau kommen kann.
Sorgen Sie dafür, daß das Kind Ruhe hat, und kontrollieren Sie die Temperatur jetzt ungefähr alle sechs Stunden.

Einen Wärmestau vermeiden

Fieber – ein Fall für bewährte Hausmittel

Physikalische Maßnahmen sollten Sie nur so lange durchführen, wie es dem Kind guttut. Kontrollieren Sie dabei immer wieder die Körpertemperatur, und beenden Sie die Maßnahme spätestens, wenn das Fieber um 1 °C gesunken ist – sonst wird der Kreislauf des Kindes zu stark belastet.

Fieber schonend senken

Lauwarme Waschungen:

► Sie brauchen: Topf mit handwarmem Wasser, Waschlappen

► Reiben Sie das Kind zügig mit dem nassen Waschlappen ab: erst rechte Hand, rechter Arm, dann linke Hand, linker Arm, danach kreisend zuerst die linke, dann die rechte Körperseite von oben nach unten waschen, schließlich rechter Fuß, rechtes Bein von unten nach oben, dann linkes Bein ebenso. Die Waschung soll nicht länger als zwei Minuten dauern. Danach ziehen Sie dem Kind ohne es abzutrocknen den Schlafanzug an und legen es ins Bett.

► Sie können das alle 30 Minuten wiederholen, bis sich der Zustand des Kindes bessert – aber bitte nur, wenn das Kind mag.

Wasser-temperatur maximal 5 bis 10 °C unter Körper-temperatur

Wadenwickel (erst bei Kindern über sechs Monaten anwenden):

► Sie brauchen: zwei Leinen- oder Küchenhandtücher, zwei Handtücher, große Socken

► Die Leinentücher mit kühlem Wasser (maximal 5 bis 10 °C unter der Körpertemperatur des Kindes) tränken, leicht auswringen, so um die Beine des Kindes legen, daß sie vom Knöchel bis zum Knie reichen. Die Handtücher darüberwickeln, dann die Socken anziehen.

► Den Wickel alle 10 bis 20 Minuten erneuern, bis Sie das Fieber um 1 °C gesenkt haben.

Trinken nicht vergessen!

Bei Fieber erhöht sich der Flüssigkeitsbedarf stark. Die Aufnahme schwerverdaulicher Nahrung dagegen belastet den Körper, geben Sie darum nur leichte Kost! Säuglinge und Kleinkinder sollten bei hohem Fieber in den Wachphasen pro Stunde etwa 8 bis 10 Milliliter Flüssigkeit pro Kilogramm Körpergewicht bekommen. Sonst kann wegen des Flüssigkeitsmangels die Körpertemperatur weiter ansteigen. Geben Sie dem Kind Tee (zum Beispiel Holunder- oder Lindenblütentee) oder andere Getränke, die es mag. Ältere Kinder sollten bei hohem Fieber mindestens zwei Liter pro Tag trinken.

Ausreichend trinken lassen

Medikamente gegen Fieber

Fiebersenkende Medikamente werden meist nach Alter und Gewicht des Kindes dosiert. Ohne Anweisung des Arztes sollten Sie nur ein Präparat geben, das ausschließlich Paracetamol enthält. Auf keinen Fall dürfen Sie Fieber bei Kindern unter 12 Jahren mit Acetylsalicylsäure behandeln – es kann dabei zu schweren Nebenwirkungen kommen! Paracetamol ist ungefährlich, nur bei falscher Dosierung kann es zu Vergiftungen kommen – rufen Sie dann sofort den Notarzt!

Medika-mente nach Absprache mit dem Arzt

Knochenbrüche

Die kindlichen Knochen sind viel elastischer als die eines Erwachsenen; so können auch schwere innere Verletzungen – etwa an der Lunge – vorliegen, obwohl keine Rippe gebrochen ist. Der noch im Wachstum befindliche Organismus kann kleinere Fehlstellungen nach einem Bruch selbst ausgleichen. Die Knochenhaut ist noch sehr dick und fest, so daß sie manchmal bei einem Bruch nicht reißt (Grünholzbruch). Das beschleunigt auch die Bruchheilung bei Kindern. Deshalb müssen im Kindesalter viele Brüche nur unter Narkose eingerichtet und mit einem Gipsverband versorgt werden, bei denen beim Erwachsenen eine operative Behandlung unumgänglich ist.

Brüche bei Kindern heilen oft rasch

Gefahr bei Knochenbruch

Bei allen Brüchen im Kindesalter droht wegen des großen Blutverlustes und der Schmerzen ein Schock (siehe Seite 59 ff.). Zusätzlich können Verletzungen von Organen, Gefäßen (Oberschenkelbruch) oder Nerven (Ellenbogen- oder Wirbelbrüche) auftreten. Bei offenen Brüchen besteht außerdem Infektionsgefahr.

Knochenbrüche erkennen

Anzeichen für einen Knochenbruch sind eine unnatürliche Lage oder Beweglichkeit der verletzten Körperregion, sichtbare Knochenenden oder eine Stufenbildung im Bruchbereich. Oft schmerzt der verletzte Körperteil auch, ist geschwollen oder nicht beweglich und belastbar wie sonst. Knochenbrüche sind oft schwer von Verstauchungen und Prellungen zu unterscheiden. Klingen die Schmerzen nach 24 Stunden nicht ab, muß geröntgt werden, um einen Bruch auszuschließen.

Hinweise auf Knochenbruch

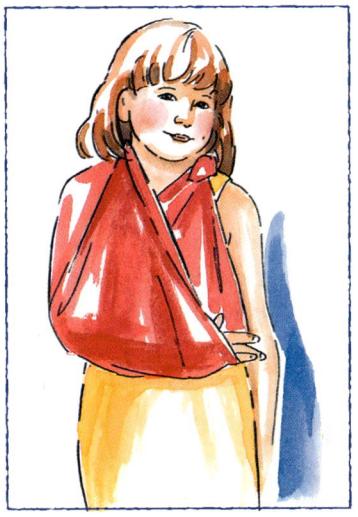

Stellen Sie das verletzte Körperteil ruhig, beispielsweise mit einem solchen Dreieckstuch.

WICHTIG

Symptome für Knochenbrüche

- Unfallsituation
- abnorme Lage oder Beweglichkeit
- bei offenem Knochenbruch: Blutung
- Bewegungseinschränkung
- Schwellung, Schmerz, Schonhaltung

Maßnahmen bei Knochenbrüchen

- Bewußtseinskontrolle (siehe Seite 81 ff.)
- Lebensrettende Maßnahmen (Seite 89 ff.)
- Notruf
- Kind beruhigen, Unfallhergang erfragen
- vorhandene Wunden steril abdecken
- Durchblutung, Beweglichkeit und Schmerz-empfinden kontrollieren
- Kind möglichst wenig bewegen
- verletztes Körperteil wenn nötig und mög-lich ruhigstellen (Lagerung/Schienen)
- Schockvorbeugung oder Schockbekämp-fung (siehe Seite 59 ff.)

Achtung:
- nicht versuchen, Brüche einzurenken
- nichts zu essen und zu trinken geben (even-tuell Operation mit Narkose nötig)

Der Verdacht auf einen Bruch der Wirbelsäule oder des Beckens ergibt sich meist aus der Unfall-situation (Sturz von Leiter oder Pferd auf eine Kante). Häufig hat das Kind Schmerzen und eine Schwellung im Wirbelsäulenbe-reich. Eventuell geht unwillkür-lich Urin oder Stuhl ab, oder die Beine sind gefühllos.

Richtig handeln

▶ Gehen Sie wie bei jedem an-deren Notfall vor: Ist das Kind bewußtlos, müssen zuerst lebens-rettende Sofortmaßnahmen (sie-he Seite 80 ff.) und der Notruf er-folgen. Ist das Kind ansprechbar, müssen Sie den Unfallhergang er-fragen, um wichtige Rückschlüsse auf mögliche Verletzungen (Wir-belverletzungen, Kopfverletzun-gen) ziehen zu können.

▶ Bei schwereren Unfällen sollte das Kind möglichst wenig bewegt werden, falls das nicht wegen ei-ner anderen Gefährdung unbe-dingt nötig ist (stark befahrene Straße, Bewußtlosigkeit).

▶ Lagern Sie das Kind so, daß es möglichst wenig Schmerzen hat. Es müssen immer die zwei Ge-lenke ruhiggestellt werden, die der Bruchstelle am nächsten lie-gen (bei einem Unterarmbruch Handgelenk und Ellenbogen, sie-he Abbildung Seite 49).

▶ Überprüfen Sie Temperatur, Puls sowie Beweglichkeit und Schmerzempfinden jenseits der Bruchstelle (bei einem Ellenbo-genbruch Hand und Finger) – das ist für die weitere Versorgung hilfreich. Beugen Sie einem Schock möglichst vor, indem Sie das Kind beruhigen, Beine hoch-lagern (aber nur unverletzte Ex-tremitäten) und dafür sorgen, daß das Kind nicht auskühlt.

Bewegen Sie das ver-letzte Kind möglichst wenig

Kopfverletzungen

Verschiedene Gefahrenquellen Bei Säuglingen und Kleinkindern sind es häufig Stürze von Wickeltisch, Stuhl oder Sofa, Verkehrsunfälle oder auch Mißhandlungen, die zum Teil schwere Kopfverletzungen nach sich ziehen. Schulkinder verletzen sich häufig bei Unfällen im Straßenverkehr oder bei Sport und Spiel. Kopfverletzungen sind nicht selten lebensgefährlich.

Gefahren bei einer Kopfverletzung

Auch scheinbar harmlose Stürze auf den Kopf können bei Kindern einen Schädelbruch oder eine Hirnblutung mit nachfolgendem Hirndruck zur Folge haben. Außerdem gibt es bei Kindern häufiger Gehirnschwellungen als bei Erwachsenen, da das kindliche Gehirn deutlich mehr Wasser als das des Erwachsenen enthält. Wird der Druck im Schädelinneren erhöht, kann das Stammhirn eingeklemmt werden, in dem unter anderem auch Atmung und Kreislauf gesteuert **Mögliche Folgen** werden. Wenn das passiert, kann es zu Bewußtlosigkeit mit nachfolgendem Atem- und Kreislaufstillstand kommen.

Kopfverletzungen erkennen

Meist erkennt man eine Kopfverletzung aufgrund des Unfallhergangs und sichtbarer Verletzungen im Kopfbereich. Auch Blutungen aus Mund, Nase oder Ohren oder ein Bluterguß um die Augen können auf einen möglichen Schädelbasisbruch hinweisen.
Nach Kopfverletzungen können – auch ohne sichtbare Verletzungszeichen – plötzlich Erbrechen, Schwindel, starke Kopfschmerzen oder eine Erinnerungslücke auftreten; das sind Hinweise auf eine

Den Kopf möglichst erhöht lagern, jedoch niemals tiefer als den Körper!

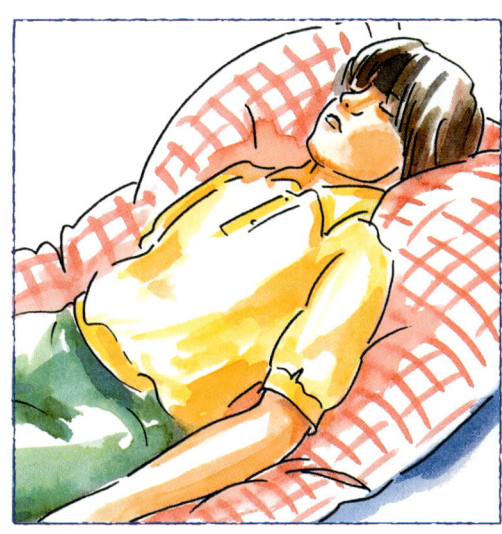

WICHTIG

Symptome für Kopfverletzungen

- Unfallhergang
- sichtbare Verletzung, Bluterguß
- Blutung aus Mund, Nase oder Ohr
- Bewußtlosigkeit, Bewußtseinsstörungen
- Erbrechen, Kopfschmerzen, Schwindel, Erinnerungslücke
- Pupillenveränderungen
- langsamer, pochender Puls
- Achtung: Symptome treten eventuell erst Stunden oder gar einen Tag später auf!

Maßnahmen

- Bewußtsein überprüfen
- wenn nötig lebensrettende Sofortmaßnahmen (Seite 80 ff.)
- Notruf
- nie Kopf tiefer als den Körper lagern!
- bei wachem Kind Kopf erhöht lagern
- offene Schädelwunden steril mit Verbandtuch abdecken, ohne Druck
- Platzwunden: Blutung unter leichtem Druck mit keimfreier Wundauflage stillen
- immer wieder Bewußtseinszustand und Pupillenreaktion überprüfen; mit plötzlicher Bewußtlosigkeit und Atem- oder Herzstilland rechnen
- immer zum Arzt
- häusliche Überwachung – Kind 24 Stunden lang nicht allein lassen
- alle zwei bis drei Stunden wecken, Pupillenkontrolle (siehe Seite 19)
- bei Erbrechen, starken Kopfschmerzen, Schwindel oder Bewußtseinsstörungen sofortige Kliniküberwachung nötig

Gehirnerschütterung. Dieselben Krankheitszeichen sind aber auch die Frühzeichen, die bei einer Hirnschwellung oder Hirnblutung auftreten können, wo es in weiter fortgeschrittenen Stadien auch zu Pupillenveränderungen (siehe Seite 19), Bewußtseins- oder Kreislaufstörungen kommen kann. Unter Umständen tasten Sie zum Beispiel einen ganz langsamen, pochenden Puls. Abhängig von der Schwere der Verletzung kann es jederzeit auch zu tiefer Bewußtlosigkeit mit Atem- und Kreislaufstillstand kommen. Diese Krankheitszeichen müssen jedoch nicht unbedingt sofort nach dem Unfall vorhanden sein – sie können auch erst nach einem beschwerdefreien Intervall von bis zu 24 Stunden auftreten. Dieses Intervall kann sehr heimtückisch sein, da die Schwere der Kopfverletzung häufig unterschätzt wird, wenn anfangs gar keine Symptome oder Beschwerden auftreten.

Das Kind längere Zeit beobachten

Richtig handeln

▶ Stellen Sie zuerst fest, ob das Kind bei Bewußtsein ist: Ist das nicht der Fall, müssen die lebensrettenden Sofortmaßnahmen (siehe Seite 80 ff.) durchgeführt und umgehend der Notarzt gerufen werden. Ist das Kind gut ansprechbar, richten sich die weiteren Maßnahmen auch nach eventuellen Zusatzverletzungen.

Das Kind richtig lagern ▶ Lagerung des Kindes: Der Kopf darf keinesfalls tief gelagert werden, um eine vermehrte Blutfülle im Gehirn und ein Ansteigen des Drucks im Gehirn zu verhindern. Ist das verletzte Kind bei Bewußtsein, sollten Sie den Kopf erhöht lagern.

▶ Offene Kopfwunden, die nicht stark bluten, decken Sie steril und ohne Druck auszuüben mit einem Brandwundenverbandtuch ab, das Sie nur vorsichtig befestigen (etwa mit Pflaster).

▶ Handelt es sich »nur« um eine Kopfplatzwunde – was meist der Fall ist –, bedecken Sie diese unter leichtem Druck mit einer sterilen Wundauflage, die Sie mit einer Mullbinde oder ähnlichem befestigen.

▶ Lassen Sie das Kind auf keinen Fall allein. Achten Sie unbedingt auf seinen Bewußtseinszustand: Sie müssen mit plötzlicher Bewußtlosigkeit und damit verbundenen Störungen rechnen.

▶ Das sicherste Merkmal für eine Hirnblutung ist die Veränderung der Pupillenreaktion: So können die Pupillen ungleich weit sein oder unterschiedlich schnell auf Lichteinfall reagieren (Pupillenreaktion: siehe Seite 19).

Immer einen Arzt informieren ▶ Jedes Kind mit einer Kopfverletzung sollte von einem Arzt untersucht werden. Er wird Ihnen

sagen, wie lange es nach dem Unfall überwacht werden muß.

▶ Auch wenn Ihr Kind direkt nach dem Unfall keine Beschwerden hat, sollten Sie es mindestens 24 Stunden gut beobachten. Das Kind darf während dieser Zeit nicht allein gelassen werden – lassen Sie es auch nicht unbeobachtet schlafen! Wecken Sie es alle zwei bis drei Stunden, und prüfen Sie Bewußtseinszustand und Pupillenreaktion (siehe Seite 19).

▶ Nach einer Gehirnerschütterung sollte das Kind ruhen, dabei darf es weder lesen noch fernsehen. Wird das Kind in irgendeiner Form auffällig (Erbrechen, Schwindel, starke Kopfschmerzen, Bewußtseinstrübung) muß es unbedingt in der Klinik weiter überwacht werden.

Blutet die Wunde nur wenig, genügt ein solcher »Notverband«.

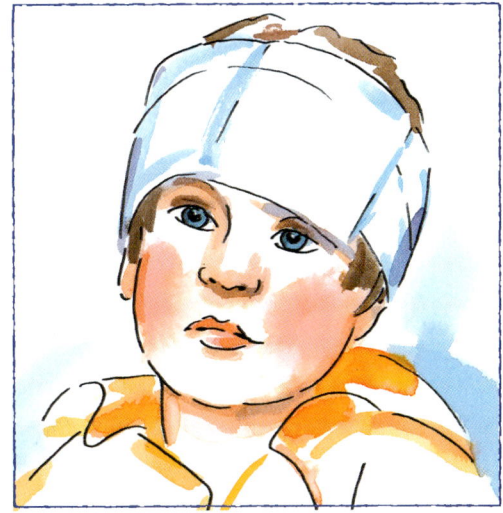

Krampfanfälle

Krampfanfälle treten bei etwa 5 Prozent aller Menschen wenigstens einmal auf – vorwiegend in der Kindheit.

Vor allem Kinder betroffen Man unterscheidet dabei die sogenannte Anfallskrankheit Epilepsie von Gelegenheitskrämpfen, die im Kindesalter sehr häufig auftreten.

Zu solchen Krämpfen kann es zum Beispiel bei einem schnellen Fieberanstieg (Fieberkrampf), bei Sonnenstich, Vergiftungen (Zigaretten), Stoffwechselstörungen (Unterzucker) oder auch bei Gehirn- und Hirnhautentzündungen kommen.

Gefahr bei Krämpfen

Bei jedem Krampfanfall besteht die Gefahr, daß die Atemwege verlegt werden und dadurch ein Sauerstoffmangel entsteht. Das passiert vor allem, wenn der Krampfanfall länger als zehn Minuten dauert. Bei Kindern kommen so lange Krampfanfälle jedoch auch ohne krampflösende Medikamente nur selten vor.

Das Kind nicht gewaltsam festhalten Das krampfende Kind kann auch verletzt werden, wenn es während des Anfalls plötzlich hinfällt oder weil es festgehalten wird.

Krampfanfälle erkennen

Typisches Symptom ist meist der plötzlich eintretende Bewußtseinsverlust: Das Kind reagiert nicht mehr, es verdreht eventuell die Augen. Manchmal atmet das Kind auch röchelnd, seine Haut sieht blaß oder bläulich aus. Möglicherweise kommt es auch zu Streck- und Beugekrämpfen (extreme Anspannung einzelner Muskelgruppen) oder Muskelzuckungen (rhythmisches Anspannen und Erschlaffen einzelner Muskelgruppen). Meist treten solche Erscheinungen symmetrisch an beiden Armen oder Beinen auf.

Fieberkrämpfe

Drei Viertel aller Krampfanfälle bei Kindern sind Fieberkrämpfe. Dazu kommt es meist in den ersten zwei Tagen einer fieberhaften Erkrankung. Die Krämpfe werden von hohem Fieber begleitet und dauern in der Regel nicht länger als drei Minuten, nur selten bis zu zehn Minuten. Danach tritt häufig ein Nachschlaf ein, bei dem das Kind nur verlangsamt auf Ansprache reagiert.

Häufig Fieberkrämpfe

WICHTIG
Maßnahmen bei Krampfanfällen

- Notruf
- Das Abklingen des Krampfanfalles hat Vorrang vor jedem eiligen Transport!
- Kind vor Verletzungen schützen, nicht mit Gewalt festhalten
- auf Atmung und Kreislauf achten
- fiebersenkende Maßnahmen (Seite 47 f.)
- krampflösende Medikamente wie vom Arzt verordnet
- nach dem Krampf: falls nötig lebensrettende Sofortmaßnahmen (Seite 80 ff.)

Beobachten Sie beim Anfall:
- Wie lange dauert der Krampf?
- Bewegungen (beugen, strecken, steif werden, Muskelzuckungen) des Kindes
- Atmung: Geräusche, Zahl und Tiefe der Atemzüge, Atemstillstand?
- Bewußtseinszustand: ansprechbar, schläfrig, benommen, bewußtlos?
- Augen des Kindes: Stellung, Pupillenweite, Pupillenreaktion
- Allgemeinreaktion: Schwitzen, Speichel

Richtig handeln

▶ Bei einem Krampfanfall müssen Sie vor allem Ruhe bewahren und dürfen auf keinen Fall versuchen, das krampfende Kind zum Arzt zu bringen. Rufen Sie den Notarzt auch, wenn das Kind bereits mehrfach unkomplizierte Fieberkrämpfe hatte, da plötzlich unvorhergesehene Komplikationen auftreten können.

▶ Halten Sie das Kind nicht gewaltsam fest, es könnte sonst verletzt werden. Legen Sie es auf eine Bettdecke am Boden, und räumen Sie alles weg, woran es sich verletzen könnte.

Gefahrenquellen beseitigen

▶ Beobachten Sie Atmung und Kreislauf des Kindes. Eine Beatmung können und müssen Sie während des Krampfes nicht durchführen.

▶ Bei einem Fieberkrampf können Sie versuchen, die Temperatur mit physikalischen Kühlmaßnahmen (Waschungen, kühle Umschläge, siehe Seite 47 f.) zu senken. Ist der Anfall zu Ende, geben Sie ein Zäpfchen Paracetamol (dem Alter entsprechend).

▶ Wenn vom Arzt verordnet, sollten krampflösende Medikamente gegeben werden. Als Nebenwirkung tritt häufig Schläfrigkeit auf, in seltenen Fällen wirken die Kinder völlig überdreht.

Ruhe nach dem Krampfanfall

Nach einem Krampfanfall darf das Kind bis zum Eintreffen des Arztes keinesfalls allein gelassen werden. Bei Bewußtlosigkeit oder tiefem Nachschlaf bringen Sie es in stabile Seitenlage (Seite 83 f.). Achten Sie auf ausreichende Atem- und Kreislauffunktion. Wichtig ist auch, daß Sie sich über Dauer und Ablauf des Anfalls Notizen machen.

Aufmerksam beobachten

Nasenbluten

Nasenbluten tritt meist nach längerem Schnupfen auf, manchmal auch nach einem Schlag oder Stoß. Richtig behandelt (siehe rechts) hört Nasenbluten bei Kindern meist schnell wieder auf.

Feuchtkalte Tücher im Nacken und auf der Stirn helfen ebenso wie das Zudrücken des betroffenen Nasenlochs.

Richtig handeln

Beruhigen Sie Ihr Kind, und erklären Sie ihm, daß Nasenbluten zwar unangenehm, aber nicht gefährlich ist. Das Kind sollte am besten mit nach vorn geneigtem Oberkörper sitzen und die Stirn in die Hände stützen. Legen Sie ihm einen feuchten, kalten Lap-

WICHTIG
Maßnahmen bei Nasenbluten

- Ruhe bewahren und Kind beruhigen
- Kopf nach vorn beugen lassen
- feuchtes, kaltes Tuch in den Nacken und über Stirn und Nasenrücken legen
- Für 3 bis 5 Minuten Nasenflügel gegen Nasenscheidewand drücken
- Hausmittel: Gummiring um Fingerendglied des kleinen Fingers legen
- Arztruf bei starkem oder anhaltendem Nasenbluten und Schockzeichen (Seite 59 ff.)!
- Arztbesuch bei gehäuftem Nasenbluten

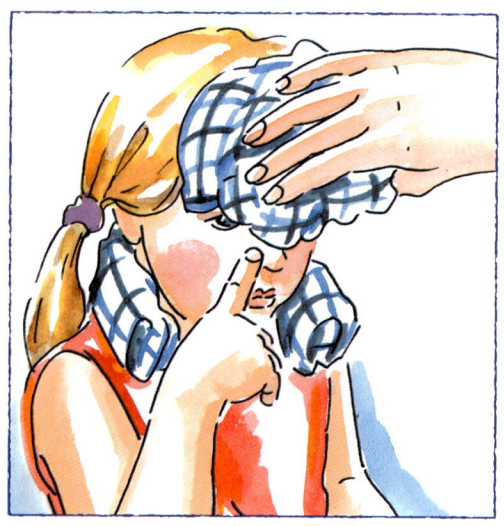

pen in den Nacken und über Stirn und Nasenrücken. Die Blutgefäße werden dadurch verengt und die Blutung läßt nach. Drücken Sie für drei bis fünf Minuten den betroffenen Nasenflügel gegen die Nasenscheidewand, und lassen Sie dann langsam los. Die Blutung ist mit diesen Maßnahmen meist gut zu stoppen. Oft hilft auch ein altes Hausmittel: Legen Sie einen Gummiring um das Endglied des kleinen Fingers. Ist das Nasenbluten gestoppt, sollte das Kind sich nicht schneuzen und die Nase »in Ruhe lassen«, um die Wunde nicht wieder aufzureißen.

Ältere Kinder können sich selbst »behandeln«

Plötzlicher Kindstod

Der Plötzliche Kindstod ist die häufigste Todesursache im Säuglingsalter (zwei von 1000 Kindern im 1. Lebensjahr). Man versteht darunter den nicht vorhersehbaren Tod eines scheinbar gesunden Säuglings. Er tritt ohne feststellbare Ursache während des Schlafes ein. Fast 90 Prozent aller betroffenen Babys sind jünger als sechs Monate.

Ursachen

Verantwortlich ist nach neueren Untersuchungen eine Unreife der Atem- und Kreislauffunktion sowie eine zu geringe Durchblutung bestimmter Hirnteile bei ungünstiger Lagerung des Kindes (in Bauchlage schlafen). Es gibt Risikofaktoren, die die Wahrscheinlichkeit des Plötzlichen Kindstodes deutlich erhöhen (siehe Kasten oben). Diese Risiken sollten Sie unbedingt weitmöglichst ausschließen.
Darüber hinaus sollten Sie die Wiederbelebungsmaßnahmen durchführen können. Aber auch dann kann das Leben des Kindes nur gerettet werden, wenn die Notfallsituation rechtzeitig entdeckt wurde.

Ursachen noch nicht endgültig geklärt

WICHTIG

Risikofaktoren

- das Kind ist zu früh geboren worden
- ein Geschwisterkind ist bereits an Plötzlichem Kindstod verstorben
- Keuchhusten
- Zigarettenrauch
- das Baby wird nicht gestillt
- Überwärmen des Kindes
- Bauchlage beim schlafenden Kind

Maßnahmen

- Wiederbelebung (Seite 89 ff.)
- Notruf

Plötzlichem Kindstod vorbeugen

- Monitor bei Risikokindern
- Wiederbelebungstraining der Eltern
- konsequente Keuchhustenimpfung
- rauchfreie Umgebung der Kinder
- das Kind möglichst lange stillen
- das Kind nicht überwärmen: Raumtemperatur etwa 18°C, das Kinderbett nicht neben die Heizung oder in die Sonne stellen, dem Kind im Bett kein Mützchen aufsetzen, es immer so ins Bett legen, daß es im Schlaf nicht unter die Bettdecke robbt, bei Fieber nur leicht zudecken
- das Baby in Rücken- oder Seitenlage, nicht auf dem Bauch schlafen lassen

Prellungen und Verstauchungen

Beulen und blaue Flecken sind oft das Zeichen für eine Prellung. Zu Verstauchungen der Gelenke kommt es häufig nach Stürzen oder wenn das Kind mit dem Fuß umknickt.

Häufig auch bei harmlosen Unfällen

Aus der Art des Unfalls, den Schmerzen und der Schwellung durch einen Bluterguß schließen Eltern meist schon richtig auf eine Prellung oder eine Verstauchung.

Richtig handeln

▶ Jede Blutung läßt sich durch genügend starken Druck von außen stillen (siehe auch Blutungen, Seite 38 f.). Auch bei einer Prellung oder Verstauchung liegt eine Blutung vor – sie befindet sich lediglich unter der Haut.

▶ Tränken Sie Tücher in Wasser – am besten in Eiswasser –, und wickeln Sie diese straff um das verstauchte Gelenk, oder drücken Sie sie auf die Prellung.

▶ Lagern Sie das verstauchte oder geprellte Körperteil hoch.

Kühlen hilft meist

▶ Wenn Sie abschwellende Salben verwenden (zum Beispiel mit dem Wirkstoff Heparin), massieren Sie diese nicht ein, sondern tragen Sie sie dick auf eine

WICHTIG

Maßnahmen bei Prellungen und Verstauchungen

● Tuch in Eiswasser tränken, auswringen und auf den verletzten Bereich drücken
● bei schwereren Verstauchungen oder Prellungen Stützverband anlegen; Sie können zusätzlich Heparinsalbe auf eine Kompresse streichen und unter dem Stützverband auf die Wunde legen
● das verletzte Körperteil hochlegen
● bei starken Schmerzen oder ausgeprägter Schwellung das Kind röntgen lassen
● immer nach Zusatzverletzungen suchen
● Bei einer Schädelprellung (Seite 51 ff.) grundsätzlich zum Arzt!

Wundkompresse auf und legen diese auf die Schwellung.

▶ Darüber können Sie auch einen Stützverband anlegen.

▶ Fragen und suchen Sie immer auch nach Zusatzverletzungen.

▶ Handelt es sich um eine Kopfprellung, sollten Sie das Kind von einem Arzt untersuchen lassen.

Bei Kopfverletzungen immer zum Arzt

▶ Halten die Schmerzen länger an oder nimmt die Schwellung noch zu, muß die Verletzung geröntgt werden, um einen Knochenbruch auszuschließen (siehe Seite 49 f.).

Schock

Ein Schock ist ein akutes Kreislaufversagen, bei dem die lebenswichtigen Organe des Körpers nur noch schlecht oder gar nicht mehr mit Blut und Sauerstoff versorgt werden.

Ursachen für einen Schock im Kindesalter

Ein Schock kann durch die verschiedensten Ursachen ausgelöst werden. Im Kindesalter entwickelt er sich meist nach einem akuten, großen Blut- oder Flüssigkeitsverlust, wie er bei Unfällen, Brechdurchfall, Verbrennungen oder übermäßigem Schwitzen auftreten kann.

Häufig nach starkem Flüssigkeitsverlust

Auch bei Vergiftungen, schweren Infektionen, in Zusammenhang mit allergischen Reaktionen oder durch starken Schmerz kann es zum Schock kommen: Die Blutgefäße weiten sich, und die verfügbare Blutmenge genügt nicht mehr, um die Blutgefäße ausreichend zu füllen.

In dieser Situation verlangsamt sich der Blutumlauf im Körper, und die Organe – auch die lebenswichtigen – können nur noch ungenügend mit Sauerstoff versorgt werden.

Einen Schock erkennen

Wenn dem Körper aus den genannten Gründen zu wenig Blut zur Verfügung steht, um seine lebenswichtigen Organe ausreichend mit Sauerstoff zu versorgen, versucht zunächst das Herz, seine Arbeit und Leistung diesem Umstand anzupassen: Es pumpt die geringere Blutmenge schneller durch den Körper.

Typisches Symptom: schneller, flacher Puls

Die Entwicklung eines Schocks kann daher am Puls kontrolliert werden (Pulskontrolle siehe Seite 89 f.): Es ist oft ein schneller, flacher Puls zu tasten.

Bei Säuglingen ist jedoch auch ein plötzlicher Übergang in einen sehr langsamen Herzschlag (Puls unter 100 Schlägen pro Minute) möglich.

Weiteres Schocksymptom: Hautveränderungen

Bei anhaltendem Sauerstoffmangel hilft sich der Körper auch noch auf andere Weise: Er »spart« sich den wenigen Sauerstoff für die wichtigsten Organe auf und durchblutet die nicht unmittelbar lebenswichtigen Körpergebiete wie Arme, Beine

Typische Warnsignale

WICHTIG

Symptome für einen Schock im Kindesalter

Haut
- meist blaß und kühl
- manchmal auch warm und trocken (möglicher Hinweis auf Allergie, Infektion oder Vergiftung)
- Lippen und Nagelbett bläulich
- Nagelprobe (siehe Seite 18): verlangsamte Füllung des Nagelbettes mit Blut

Puls
- schnell und nicht gut tastbar
- bei Säuglingen rascher Übergang in zu langsamen Puls möglich

Atmung
- flache, schnelle Atmung
- bei Säuglingen Verlangsamung der Atmung oder Atemstillstand möglich

Bewußtsein
- Unruhe, Angst
- zunehmende Bewußtseinstrübung
- Bewußtlosigkeit

Schockmaßnahmen
- Ursache beseitigen, wenn möglich
- Kind in warme Decken hüllen
- Schocklage (Beine circa 30° hoch)
- bei Kopfverletzungen: Kopf höher lagern
- bei Bewußtlosigkeit: stabile Seitenlage (Seite 83 f.), eventuell Beine erhöht lagern
- Kind beruhigen
- Notruf
- Kind keinesfalls allein lassen
- ständige Kontrolle von Bewußtsein, Puls und Atmung

und die Haut nur noch ganz minimal: Deshalb ist der Verletzte meist blaß, fühlt sich kalt an und friert.

Liegt dem Schock eine Vergiftung, Infektion oder allergische Reaktion zugrunde, kann die Haut jedoch auch warm und trocken sein.

Bei Säuglingen und Kleinkindern sind bei einem Schock die Lippen oft bläulich verfärbt, ebenso das Nagelbett. Die sogenannte Nagelprobe (siehe Seite 17) ergibt eine verlängerte Füllungszeit von über zwei Sekunden.

Mit der Nagelprobe den Blutdruck prüfen

Der Körper schaltet auf ein »Notprogramm« um

Das Blut kreist jetzt schließlich im wesentlichen nur noch zwischen Gehirn, Herz und Lungen. Diesen Zustand nennt man Kreislauf-Zentralisation. Der Organismus befindet sich jetzt in akuter Lebensgefahr!

Folgende Symptome kennzeichnen diese Situation: Die Atmung ist flach und schnell, bei Säuglingen kann es auch zur Verlangsamung der Atmung und schließlich zu einem Atemstillstand kommen.

Die Atmung ist beeinträchtigt

Anfangs ist das Kind unruhig und ängstlich, dann kann eine zunehmende Bewußtseinstrübung eintreten, die schließlich bis zur Bewußtlosigkeit führen kann.

Richtig handeln

Versuchen Sie vor allem Ruhe zu bewahren, und führen Sie folgende Maßnahmen durch:

Auslöser erkennen und beseitigen

▶ Zunächst sollten Sie sich bemühen, die Ursache des Schocks zu erkennen und wenn möglich zu beseitigen: Stillen Sie starke Blutungen (siehe Seite 38 f.), führen Sie Kaltwasseranwendung bei Verbrennung durch (siehe Seite 66 f.) und ähnliches.

▶ Beruhigen Sie das verletzte Kind, da die Aufregung einen Schockzustand noch weiter verschlimmern kann.

▶ Wegen der schlechten Hautdurchblutung sollte das verletzte Kind bei einem Schock grundsätzlich in warme Decken gewickelt werden.

▶ Anschließend bringen Sie das Kind in Schocklage, vorausgesetzt, es sprechen keine anderen Verletzungen dagegen (siehe zum Beispiel Kopfverletzungen, Seite 51 ff.). In der Schocklage liegt das Kind flach auf einer ebenen Unterlage, die Beine liegen erhöht oder werden hochgehalten (siehe Abbildung unten).

Bleiben Sie beim Kind

▶ Das Kind darf keinesfalls allein gelassen werden. Überwachen Sie Bewußtseinszustand, Atmung und Kreislauf!

▶ Bei jedem Schockzustand müssen Sie mit plötzlicher Bewußtlosigkeit, Atem- und Kreislaufstörungen rechnen (Lebensrettende Sofortmaßnahmen siehe Seite 80 ff.).

▶ Rufen Sie möglichst schnell den Notarzt.

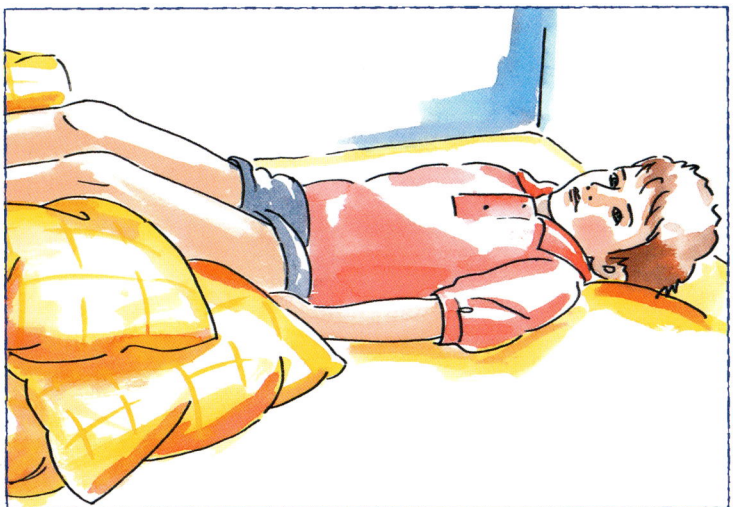

Schocklage: Das Kind liegt flach auf einer Unterlage, die Beine werden mit Hilfe von Kissen oder Decken erhöht gelagert.

Sonnenbrand und Hitzeschäden

Bei hohen Temperaturen und starker Sonneneinstrahlung kann ein langer Aufenthalt im Freien oder auch im Auto für kleine Kinder lebensgefährlich werden. Die empfindliche Haut reagiert sehr sensibel auf Sonneneinstrahlung. Außerdem können Hitzestau und Flüssigkeitsmangel bei Kindern schnell zu einem Schock führen (siehe Seite 59 ff.).

Das Kind nicht ungeschützt der Sonne aussetzen

Hitzeschäden vorbeugen

Ziehen Sie Ihrem Kind leichte, schweißdurchlässige Kleidung an, um einem Hitzestau vorzubeugen. Wenn Ihr Kind in der Hitze getobt hat und überhitzt nach Hause kommt, geben Sie ihm reichlich zu trinken und lassen es in kühler Umgebung ausruhen. Kinderhaut »vergißt« keinen Schaden durch UV-Licht: Dieser Anteil des Sonnenlichtes verursacht Sonnenbrand und Langzeitschäden wie Hautkrebs. Cremen Sie Ihr Kind regelmäßig mit Sonnencremes mit hohem Lichtschutzfaktor ein. Achtung: Die Gesamtschutzdauer kann durch häufigeres Auftragen nicht verlängert werden!

Ein leichtes T-Shirt, eine Sonnenschutzkappe und eine Sonnenbrille mit UV-Schutz bieten weiteren Schutz. Kinder sollten in den Mittagsstunden nicht im Freien spielen.

Die Mittagshitze meiden

Schäden erkennen

Hat das Kind ein hochrotes Gesicht, ist es müde, hat Fieber oder Schüttelfrost, können das ebenso Symptome für einen Hitzeschaden sein wie plötzliche starke Kopfschmerzen, Erbrechen und stärkste Schmerzen bei jeder Bewegung im Nackenbereich (Hinweis auf eine Hirnhautreizung). Zu besonders schlimmen Schäden kann es kommen, wenn ein Säugling in der Mittagshitze bei direkter Sonneneinstrahlung im Auto gelassen wurde – das Kind wird häufig bewußtlos, manchmal bekommt es auch Krämpfe.

TIP!

Hitzesicher bei Autofahrten

▶ Lassen Sie Ihr Kind nie im Hochsommer allein im Auto sitzen – auch nicht für kurze Zeit! Verwenden Sie Sonnenrollos, und parken Sie stets im Schatten. Legen Sie bei längeren Fahrten häufige Pausen ein.

Symptome

Sonnenbrand
- die verbrannte Haut schmerzt
- Verbrennung 1. Grades: Überwärmung, Schwellung, Rötung der Haut
- Verbrennung 2. Grades: Blasenbildung
- Schockzeichen

Hitzeschaden
- hochroter, heißer Kopf
- Körperhaut kühl oder überwärmt
- eventuell Fieber
- Kopfschmerzen
- Nackenschmerzen
- Übelkeit, Erbrechen
- Schockzeichen (Seite 59 ff.)
- Unruhe, Bewußtseinstrübung, Krämpfe (Seite 54 f.), Bewußtlosigkeit (Seite 81 ff.)

Maßnahmen

Sonnenbrand
- mit feuchten Tüchern kühlen
- auf Zustand des Kindes achten
- bei stärkeren Verbrennungen Arztruf

Hitzeschaden
- Kind an kühlen, schattigen Ort bringen
- Kopf erhöht lagern
- Kopf mit nassen Tüchern kühlen
- bei Überhitzung des ganzen Körpers lauwarme Waschungen (siehe Seite 48)
- Kind ausreichend trinken lassen, jedoch nur, wenn es nicht bewußtseinsgestört ist
- ständige Kontrolle von Bewußtsein, Atmung und Kreislauf
- auf Schockzeichen achten
- Arzt- oder Notruf je nach Situation

Richtig handeln

Gegen Sonnenbrand helfen dieselben Maßnahmen wie bei Verbrennungen (siehe Seite 66 f.): Kühlen Sie die verbrannte Haut mit feuchten Tüchern – bei Verbrennungen 1. Grades können auch Kühlgels oder kühlende Lotions verwendet werden, stärkere Verbrennungen kühlen Sie nur mit Wasser und rufen einen Arzt.

Tiefe der Verbrennungen beurteilen

Hitzeschäden behandeln

Meist geht aber ein Sonnenbrand mit einem Hitzeschaden des gesamten Körpers einher. Sonnenstich, Hitzschlag, Hitzeschock oder -erschöpfung können dabei gleichzeitig auftreten.
Bringen Sie Ihr Kind möglichst schnell an einen schattigen, kühlen Ort, lagern Sie seinen Kopf erhöht, da es durch übermäßige Hitzeeinwirkung zu einer Gehirnschwellung kommen kann. Kühlen Sie den Kopf des Kindes mit feuchtkühlen Umschlägen. Ist Ihr Kind voll ansprechbar, lassen Sie es ausreichend trinken. Bemerken Sie jedoch, daß es Bewußtseinseintrübungen bekommt, legen Sie es vorsorglich in die stabile Seitenlage (Seite 83 f.), machen Sie einen Notruf, und kontrollieren Sie immer wieder Bewußtsein, Atmung und Kreislauf des Kindes.

Nach Hitzeschäden vorsichtig kühlen

Verätzungen

Verätzungen und Vergiftungen (Seite 68 ff.) treten häufig zusammen auf, da viele giftige Stoffe auch ätzend sind, wie Pflanzenschutzmittel, viele Toiletten- und Haushaltsreiniger, Reinigungsmittel für Spülmaschinen und Batteriesäuren. Es kann zu Verätzungen der Haut, der Augen sowie von Mund, Speiseröhre und Magen kommen.

Nach Verätzungen stets so spülen, daß das unverletzte Auge nicht mit dem Wasser in Berührung kommt.

Hautverätzungen

Verätzungen der Haut sind sehr schmerzhaft. Die Haut wird schnell rot oder blaß, oft lösen

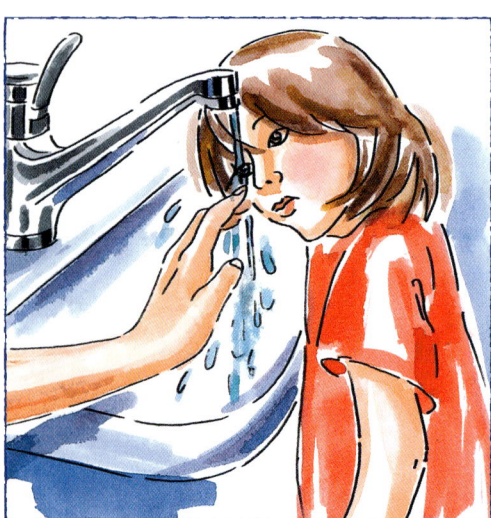

sich die oberen Hautschichten ab. Entfernen Sie sofort benetzte Kleidungsstücke, und spülen Sie die Haut (wie Verbrennungen, siehe Seite 66 f.) mindestens 15 Minuten lang mit lauwarmem Wasser. Dann decken Sie die Wunde keimfrei ab. Jede Verätzungswunde muß ärztlich versorgt werden.

Augenverätzungen

Bei Augenverätzungen kommt es schnell zu stärksten Schmerzen, Tränenfluß und zu einem Lidkrampf, der alle Spülmaßnahmen sehr erschwert.

▶ Versuchen Sie möglichst, das Auge aufzubekommen, und spülen Sie es mindestens 15 Minuten; falls die Schmerzen anhalten, auch länger. Spülen Sie stets vom gesunden Auge weg (siehe Abbildung). Ein Augenarzt muß immer hinzugezogen werden.

Verständigen Sie möglichst rasch einen Augenarzt

Verätzte Speisewege

Meist sind es Kleinkinder, die an ungünstig aufbewahrte ätzende Haushaltsreiniger geraten (Tips zur richtigen Aufbewahrung siehe Seite 68). Gefährlich ist es vor

Symptome für Verätzungen

- Unfallsituation
- Schmerzen
- Ätzspuren (können auch fehlen)
- Haut- oder Schleimhautrötung
- Auge: Tränenfluß, Lidkrampf
- Speisewege: Speicheln, Schluckbeschwerden, Würgen, Erbrechen
- Schockzeichen (selten)

Maßnahmen bei Verätzungen

- das Kind beruhigen
- auf Zusatzsymptome achten
- Notruf
- dem Notarzt die Substanz mitgeben, mit der sich das Kind vergiftet hat

Verätzungen der Haut
- verunreinigte Kleidungsstücke sofort entfernen
- betroffene Haut mindestens 15 Minuten lang mit lauwarmem Wasser abspülen
- Wunden steril abdecken

Verätzungen des Auges
- Versuchen Sie, das betroffene Auge zu öffnen und mindestens 15 Minuten mit Leitungswasser zu spülen; unbedingt vom gesunden Auge weg spülen!

Verätzungen der Speisewege
- eventuell noch vorhandene feste Teilchen aus dem Mund entfernen
- innerhalb der ersten 5 bis 10 Minuten ein Glas Wasser trinken lassen (nicht bei starken Mineralsäuren, siehe rechts!)
- Erbrechen verhindern
- keine »Hausmittel« wie Milch geben

allem, wenn ein durstiges Kind aus einer Saftflasche trinkt, in die Säure oder Lauge gefüllt wurde. Meist schreit das Kind dann vor Schmerz auf, häufig sind Ätzspuren an Lippen, im Mund und im Rachen zu sehen. Das Kind würgt, speichelt und hat Beschwerden beim Schlucken.

▶ Beruhigen Sie zunächst Ihr Kind, und entfernen Sie eventuell vorhandene feste Teilchen aus dem Mund. Falls das Kind nur an der Substanz gelutscht hat, spülen Sie die Mundhöhle gründlich aus. Lassen Sie alles ausspucken! Kommen Sie direkt zum Unfall dazu, können Sie dem Kind innerhalb der ersten 5 bis 10 Minuten ein Glas Wasser (ohne Kohlensäure) zu trinken geben. So werden eventuell noch in der Speiseröhre hängende, ätzende Substanzen in den Magen gespült. Bei starken Mineralsäuren, die mit Wasser Hitze entwickeln (wie Abflußreiniger), sollten Sie jedoch gar nichts zu trinken geben. Versuchen Sie, das Kind vom Erbrechen abzuhalten, dabei kann die Speiseröhre erneut geschädigt werden. Es hilft oft, das Kind Eiswürfel lutschen zu lassen. Geben Sie keine Milch, das kann zu einer schnelleren Aufnahme der Giftstoffe ins Blut führen! Rufen Sie den Notarzt, und geben Sie das auslösende Ätzmittel mit in die Klinik.

Bei Verätzungen mit Säuren meist keine Ätzspuren

Erbrechen möglichst verhindern

Verbrennungen und Verbrühungen

80 Prozent aller Kinder mit Brandverletzungen erleiden Verbrühungen (Kaffee, Tee, Kochtopf, Pfanne, Putzwasser) – mehr als die Hälfte von ihnen sind jünger als vier Jahre. Verbrennungen treten auf durch Flammen (Stichflamme beim Grillen), heiße Gegenstände (Bügelmaschine, Herdplatte), Sonne und Strom- oder Blitzschläge.

Anhand dieser Abbildung können Sie das Ausmaß einer Verbrennung besser abschätzen.

Gefahr bei Verbrennungen

Die Schwere der Verbrennung hängt ab von ihrer Tiefe und Ausdehnung sowie von der betroffenen Körperregion. Bei Kindern sollte jede Verbrennung 2. oder 3. Grades ärztlich versorgt werden. Bei Ausdehnung über 5 bis 8 Prozent der Körperoberfläche (siehe Abbildung) oder einer Brandwunde im Gesicht muß der Notarzt verständigt werden.

Richtig handeln

▶ Gerade als Ersthelfer können Sie das Tiefergehen einer Verbrennung noch verhindern, wenn Sie rasch mit Wasser (20 °C bis 25 °C) kühlen. Mit dieser Maßnahme muß innerhalb einer halben Stunde nach dem Unfall begonnen werden. Kühlen Sie mindestens 10 bis 15 Minuten lang, auf jeden Fall so lange, bis der Schmerz nachläßt.

Unbedingt sofort kühlen

▶ Auch bei ausgedehnten Verbrennungen sollten Sie so verfahren – achten Sie jedoch darauf, daß das Kind dabei nicht unterkühlt wird. Bei großflächigen Brandwunden darf deshalb die Wassertemperatur nicht unter 25 °C liegen (handwarm).

▶ Ein Notruf muß so schnell wie möglich erfolgen.

▶ Ausgedehnte Verbrennungen sollten nach dem Kühlen am be-

Rufen Sie den Notarzt

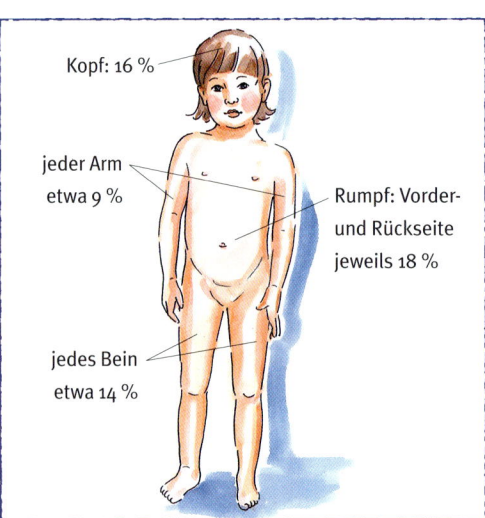

Kopf: 16 %

jeder Arm etwa 9 %

Rumpf: Vorder- und Rückseite jeweils 18 %

jedes Bein etwa 14 %

WICHTIG

Verbrennungstiefe erkennen

- Verbrennung 1. Grades: Hautrötung
- Verbrennung 2. Grades: Blasenbildung
- Verbrennung 3. Grades: Hautzerstörung, Verkohlung

Maßnahmen bei Verbrennungen

- Kleiderbrände sofort löschen, Sachen während des Kühlens ausziehen
- kein Mehl oder Puder, bei Verbrennungen 2. oder 3. Grades auch keine Salben
- Notruf
- mit Wasser kühlen (10 bis 15 Minuten), dabei auf Unterkühlungszeichen achten
- dann Wunden keimfrei abdecken
- Schockvorbeugung oder -behandlung (siehe Seite 59 ff.)
- vor Auskühlung schützen (rechts)
- das Kind beruhigen, nicht allein lassen!
- Atem- und Kreislaufkontrolle
- **Gesichtsverbrennungen:**
- atemerleichternde Sitzhaltung
- Gesicht nicht bedecken

Maßnahmen bei Verbrühungen

- Kleider so rasch wie möglich entfernen
- keine Salben, Mehl oder Puder auftragen
- weitere Behandlung (kühlen, vor Auskühlung schützen) wie bei Verbrennungen

sten nur mit einem keimfreien Tuch (am besten mit einem metallinen Brandwundentuch) bedeckt werden.

Auf keinen Fall dürfen Sie zur Versorgung von Brandwunden Mehl oder Puder verwenden, bei Verbrennungen 2. oder 3. Grades auch keine Salben.

Ist die Brandwunde versorgt, beginnen Sie mit der Schockbehandlung (siehe Seite 59 ff.): Beruhigen Sie das Kind, lagern Sie es in Schocklage, und achten Sie darauf, daß es nicht auskühlt – das kann bei Kindern sehr rasch geschehen! Am besten schützen Sie es mit einer Rettungsfolie (Autoverbandskasten).

Auskühlen vermeiden

Bei Gesichtsverbrennungen muß man immer damit rechnen, daß auch Flammen eingeatmet wurden. Das kann zu massiven Atemproblemen führen. Wenn das Kind bei Bewußtsein ist, lassen Sie es sitzen (siehe Seite 27) – so fällt ihm das Atmen leichter (keine Schocklagerung!). Die Wasseranwendung muß im Gesicht sehr vorsichtig durchgeführt werden und sollte das Kind keinesfalls ängstigen. Brandwunden im Gesicht lassen Sie unbedeckt.

Verbrühungen behandeln

Bei Verbrühungen sollte die Kleidung möglichst rasch entfernt werden, da sich darunter die Hitze staut.
Beginnen Sie danach umgehend mit der Kaltwasseranwendung (wie bei Verbrennungen).

Verbrennungen im Gesicht besonders behutsam kühlen

Vergiftungen

Von Vergiftungen betroffen sind vor allem Kleinkinder unter vier Jahren, die aus Neugier vieles in den Mund stecken. Das passiert zu Hause vor allem mit Haushaltschemikalien, Medikamenten, Genußmitteln wie Alkohol und Nikotin und im Freien je nach Jahreszeit mit Pflanzen, Beeren und Pilzen.

Vergiftungen durch Umsicht vorbeugen
Es kann auch zu Vergiftungen über die Atemwege kommen (Rauchvergiftungen bei Bränden). Vergiftungen über die Haut mit Kontaktgiften wie Pestiziden oder Rattengift sind zum Glück ausgesprochen selten.

Vergiftungen erkennen

Meist läßt die Situation, in der Sie das Kind finden, an eine mögliche Vergiftung denken. Warnsignale sind auch unklare Bauchschmerzen und Bewußtseinsstörungen.

Gefahr bei Vergiftungen

Hauptgefahr jeder Vergiftung ist die Wirkung des Giftes auf das Gehirn und andere lebenswichtige Organe. Es führt unter Umständen zu Bewußtlosigkeit und zum Versagen von Atmung und Kreislauf. Manche Giftstoffe können neben der sofortigen Schädigung auch Spätschäden an Nieren, Herz, Leber, Gehirn und anderen Organen verursachen.

Falsche Hilfe ist lebensgefährlich!

Die meisten versehentlichen Einnahmen von möglicherweise giftigen Substanzen führen jedoch gar nicht zu einer Vergiftung mit Krankheitszeichen. Untersucht man die Todesfälle bei Kleinkin-

TIP!
Vergiftungen vorbeugen

▶ Lassen Sie Medikamente nie offen herumliegen.

▶ Entfernen Sie Giftpflanzen aus Ihrer Wohnung, und lassen Sie Ihr Kind nicht allein in den Garten, wenn dort hochgiftige Pflanzen wachsen.

▶ Lassen Sie keinen Alkohol und Zigaretten in Reichweite eines Kindes herumstehen – bereits eine einzige Zigarette kann für ein Baby tödlich sein!

▶ Versuchen Sie Ihr Kind so früh wie möglich darüber aufzuklären, welche Stoffe giftig sind oder sein könnten.

Was Sie nach Vergiftungen unbedingt vermeiden sollten!

- Geben Sie keine Milch und keine Abführmittel (etwa Paraffin)!
- Versuchen Sie nicht, das Kind mit Kochsalzlösung zum Erbrechen zu bringen!

Erbrechen lassen sollte in folgenden Fällen wenn irgend möglich vermieden werden:

- wenn das Kind bewußtlos oder auch nur benommen ist
- bei einem Schockzustand (Seite 59 ff.)
- nach Einnahme von ätzenden Stoffen (siehe auch Seite 64 f.)
- nach Einnahme von Benzin, Lampenölen, Lösungsmitteln oder schäumenden Substanzen
- bei allen Substanzen, die man normalerweise nie in den Mund nehmen würde!

Richtig handeln

▶ Rufen Sie Ihren Hausarzt, die nächste Kinderklinik oder eine Vergiftungszentrale (Telefonnummern im Anhang, Seite 94) an. Dort erhalten Sie weitere Anweisungen.

▶ Zeigt Ihr Kind keine Vergiftungserscheinungen, versuchen Sie zuerst einmal die Situation besser einzuschätzen. Klären Sie dazu folgende Fragen:

- Was wurde eingenommen?
- Wieviel maximal davon?
- Wann wurde es eingenommen?
- Wie alt und wie schwer ist das Kind?
- Bestehen irgendwelche Veränderungen beim Kind?

Besonnenes Vorgehen ist lebenswichtig

▶ Zeigt das Kind Vergiftungssymptome, ist es bewußtlos oder benommen oder hat es offenbar hochgiftige Stoffe (Herzmedikamente) eingenommen, beginnen Sie mit den Lebensrettenden Sofortmaßnahmen (Seite 80 ff.) und verständigen den Notarzt.

▶ Versuchen Sie niemals, ein bewußtseinsgetrübtes Kind zum Erbrechen zu bringen – es könnte das Erbrochene einatmen!

▶ Achten Sie auf ausreichenden Eigenschutz – beispielsweise bei Vergiftungen mit Kontaktgiften (Pestiziden, Rattengift – sorgfältige Hautreinigung mit Handschuhen und Beatmung nur über ein Tuch).

dern genauer, so zeigt sich, daß etwa 10 Prozent dieser Kinder nicht an ihrer Vergiftung, sondern an falschen Erstmaßnahmen (Salzwasser trinken lassen, Erbrechen auslösen bei Lampenöleinnahmen) verstorben sind.

Panische Reaktionen sind gefährlich

Wenn das Kind keine gefährlichen Symptome zeigt, muß deshalb meist nicht geklärt werden, wie man die Vergiftung behandelt, sondern eher, ob überhaupt ein Anlaß zur Behandlung vorliegt. Dazu können Ihnen die Vergiftungszentralen wertvolle Hilfe geben.

WICHTIG

Maßnahmen bei Vergiftungen

Das Kind zeigt keine Vergiftungszeichen, und es handelt sich wahrscheinlich nicht um einen hochgiftigen Stoff:

● Ruhe bewahren, Kind beruhigen
● Kinderarzt oder Vergiftungsberatungsstelle anrufen (Telefonnummern Seite 94)

Kind zeigt Vergiftungszeichen, ist bewußtlos oder benommen oder hat offensichtlich hochgiftigen Stoff eingenommen:

● Ruhe bewahren
● falls nötig, lebensrettende Sofortmaßnahmen (siehe Seite 80 ff.)
● Notarzt rufen
● Giftreste und Erbrochenes sicherstellen
● erbrechen lassen nur in Ausnahmefällen (siehe auch Text rechts!)

Zusätzliche Maßnahmen

Wenn Ihr Kind sich mit Substanzen vergiftet hat, die üblicherweise nicht über den Mund aufgenommen werden:

Ätzende Substanzen (siehe auch Seite 64 f.)
● rasch ein Glas Wasser nachtrinken lassen
● das Kind nicht zum Erbrechen bringen

Benzin, Lösungsmittel, Lampenöle
● nichts trinken lassen
● das Kind nicht zum Erbrechen bringen
● auf die Atmung achten
● unbedingt den Notarzt verständigen

Schaumbildner
● nichts trinken lassen
● das Kind nicht zum Erbrechen bringen
● einen Eßlöffel Entschäumer oder Speiseöl geben

▶ Neben diesen allgemeinen Maßnahmen zum Behandeln einer Vergiftung (siehe auch Kasten Seite 65) gibt es noch die folgenden Besonderheiten bei verschiedenen Vergiftungen im Kindesalter.

Vergiftungen mit »Eßbarem«

Kinder vergiften sich nicht selten mit Substanzen, die auch normalerweise über den Mund aufgenommen werden, zum Beispiel Nahrungsmittel, Medikamente, Pflanzen, Nikotin und Alkohol. Bei diesen Vergiftungen ist es erlaubt, das Kind zum Erbrechen zu bringen – vorausgesetzt, es ist bei vollem Bewußtsein und nicht benommen.
Sie können auch Aktivkohle geben, da diese Giftstoffe in kürzester Zeit binden kann. Häufig verweigern Kinder jedoch diese Maßnahmen. Versuchen Sie dann nicht, etwas zu erzwingen, sondern überlassen Sie bitte dem Arzt weitere Maßnahmen.
Wie gefährlich solche Vergiftungen sind, hängt von der Art des eingenommenen Stoffes ab – und von der Menge im Verhältnis zum Körpergewicht des Kindes. Wie schnell der Giftstoff vom Körper aufgenommen wird, hängt vor allem vom Füllungszustand des Magens bei der Einnahme ab.

Niemals Erbrechen auslösen, wenn das Kind benommen ist

Andere giftige Stoffe

Bei Vergiftungen mit den folgenden Substanzen ist Erbrechen lebensgefährlich – es muß daher wenn irgend möglich unbedingt verhindert werden!
- Säuren und Laugen (siehe auch Seite 64)
- Lampenöle, Benzin und Lösungsmittel

Vergiftungen mit Lampenölen

Vergiftungen mit Lampenölen treten in den letzten Jahren immer häufiger auf. Die Öle reizen Kinder zum »Kosten«: Sie haben meist eine schöne Farbe und riechen gut.

Die Aufnahme dieser Öle ist lebensgefährlich, da sie leicht in die Lunge eingeatmet werden können, wo sie schwere Entzündungen verursachen können. Meist passiert das, wenn ein Kind nach dem Trinken von Lampenöl erbricht.

Lampenöle unerreichbar für Kinder aufbewahren

Benzin und Lösungsmittel

Bei Benzin- und Lösungsmittelvergiftungen werden meist nur geringe Mengen aufgenommen, da beide Substanzen sehr stark brennen. So kommt es meist nicht zu Schäden an Leber und Niere.

Lebensgefährlich ist aber auch hierbei eine mögliche Schädigung der Atemwege: Benzin- und Lösungsmitteldämpfe werden häufig eingeatmet, es kommt zu Schwellungen in Kehlkopf und Lunge, die zu hochgradiger Atemnot führen.

Meist fällt schon bei der Atmung der typische Benzin- oder Lösungsmittelgeruch auf.

▶ Geben Sie dem Kind nichts zu trinken, und verhindern Sie, wenn irgend möglich, ein Erbrechen.

Auch Atemstörungen möglich

Schaumbildende Stoffe

Substanzen wie Waschmittel oder Weichspüler verursachen in der Regel keine Verätzungen. Es besteht jedoch die Gefahr, daß sich Schaum bildet, den das Kind in die Lunge einatmet.

Meist haben die Kinder keine schweren Symptome, selten kommt es zu Übelkeit, Erbrechen, Durchfall, Blähungen oder Bauchschmerzen. Manchmal klagen die Kinder über Brennen und Kratzen im Mund und im Hals.

▶ Lassen Sie Ihr Kind ohne Rücksprache mit dem Arzt oder einer Vergiftungszentrale nichts trinken, und bringen Sie es auf keinen Fall zum Erbrechen. Sie können Ihrem Kind einen Eßlöffel Entschäumer (zum Beispiel bestimmte Medikamente gegen Blähungen bei Säuglingen) oder Speiseöl geben. Flößen Sie ihm aber nichts gegen seinen Willen ein, dabei könnte es diese Stoffe einatmen!

Nichts gewaltsam einflößen

Wundversorgung

Eine Wunde entsteht durch äußere Einwirkung wie Gewalt, Hitze und Kälte, chemische Stoffe und Strahlung. Die Haut wird zerstört und damit in ihrer schützenden Funktion beeinträchtigt. Je nach Art, Tiefe und Ausdehnung der Wunde können größere Blutgefäße, Nerven, Muskeln, Knochen und Organe mitverletzt sein.

Harmlose Kratzer und gefährliche Wunden

Gefährliche Wunden

Wunden tun weh – und Schmerz produziert Streß. Das allein kann einen Schockzustand verursachen oder verschlimmern. Auch die bei Wunden entstehenden Blutungen können bedrohlich werden (siehe Seite 38 f.). Durch den verletzenden Gegenstand, einen Biss, Berührung oder nachträgliche Verschmutzung können außerdem Krankheitserreger in die Wunde eindringen. Wird eine solche Infektion nicht ausreichend bekämpft, kommt es zunächst zu Rötung, Schwellung und Eiterbildung. Die Entzündung kann sich schließlich in den Körper ausbreiten – Warnhinweis ist eine streifenförmige Rötung der zum Körper führenden Lymphgefäße. Eine solche Blut-

Eine Infektion vermeiden

vergiftung ist eine schwere Erkrankung. Auch eine Wundinfektion mit Wundstarrkrampf (Tetanus) ist sehr gefährlich: Auslösende Keime befinden sich vor allem in Erde und Straßenstaub. Die Krankheit äußert sich in Muskelkrämpfen und schließlich einer Atemlähmung, die zum Tode führt. Schutz vor Tetanus bietet nur die Impfung – achten Sie auf ausreichenden Impfschutz aller Familienmitglieder!
Nach Tierbissen besteht auch heute noch die Gefahr einer Tollwutinfektion. Auch diese Infektion entwickelt sich völlig unbemerkt. Beim geringsten Verdacht muß eine Impfung erfolgen, die wegen der langen Ansteckungszeit der Tollwutviren auch noch kurz nach dem Biss möglich ist.

Tetanusimpfung regelmäßig auffrischen

Richtig handeln

Bleiben Sie ruhig – und beruhigen Sie auch Ihr Kind. Lassen Sie das verletzte Kind nie stehen, es könnte ohnmächtig werden. Jede blutende Wunde wird so, wie sie vorgefunden wird, keimfrei verbunden – bitte nicht berühren! Auf keinen Fall sollten Sie bei der Erstversorgung Puder,

Infektionszeichen einer Wunde

- Rötung, Überwärmung, Schwellung
- Eiter
- Schmerzen
- Achtung: Eine Tetanusinfektion kann man nicht sehen!
- Vorsorge: Impfung!
- Bißwunde: an Tollwutinfektion denken!

Maßnahmen bei Wunden

- Lebensrettende Sofortmaßnahmen (siehe Seite 80 ff.)
- bedrohliche Blutungen stillen (Seite 38 f.)
- Kind beruhigen, hinsetzen oder -legen, warm halten
- die Wunde keimfrei abdecken
- Wunde nicht berühren
- nie Puder, Salbe oder Mehl auftragen
- Wunde nicht auswaschen; Ausnahme: Bißwunde, Verbrennung (siehe Seite 66 f.)
- eventuell vorhandene Fremdkörper nicht aus der Wunde entfernen
- Desinfektion nur bei kleineren Wunden, die selbst versorgt werden
- Ruhigstellen des betroffenen Körperteils
- wenn nötig Wunde kühlen
- Blutkontakt vermeiden
- Kreislauf überwachen
- Kind nicht allein lassen
- wenn nötig weitere Schockmaßnahmen
- nichts zu essen und zu trinken geben
- Notruf/Arztbesuch
- Eine behandlungsbedürftige Wunde sollte innerhalb von 6 Stunden ärztlich versorgt werden. Impfpaß mitnehmen!

Salben oder Mehl auftragen. Waschen Sie die Wunde auch nicht aus; Ausnahme sind Verbrennungen (Seite 66 f.) Verätzungen (Seite 64 f.) und Bißwunden, die man zur Beseitigung eventueller Tollwuterreger auswaschen darf.

Verschiedene Wundarten

Neben allgemeinen Regeln der Wundbehandlung müssen Sie bei manchen Wunden weitere Maßnahmen ergreifen oder besondere Umstände berücksichtigen.

Schürfwunden

Dabei sind nur die obersten Hautschichten verletzt. Die Wunden sehen oft gefährlicher aus, als sie sind. Sie sind jedoch äußerst schmerzhaft, da zahlreiche Nervenenden verletzt werden.

▶ Kleine, nur wenig blutende Verletzungen versorgen Sie mit einem Pflaster (Wundschnellverband). Auf größeren Wunden können Sie eine Kompresse mit einer Mullbinde oder einem Pflaster befestigen. Ist keiner dieser Verbandstoffe vorhanden, sollten kleinere, wenig blutende Wunden offen gelassen werden, stärker blutende Wunden können Sie auch mit einem sauberen Tuch bedecken und darüber dann einen Druckverband anlegen (siehe Kasten Seite 74).

Häufig bei Kindern: harmlose Schürfwunden

Einen Druckverband anlegen

- keimfreie Wundauflage (zum Beispiel Mull-kompresse) auf die Verletzung legen
- mit einer Binde zwei- bis dreimal locker um-wickeln (nur fixieren, nicht anpressen)
- elastisches Druckpolster (zum Beispiel ge-schlossenes Verbandpäckchen) auflegen
- mit Mullbinde mehrmals fest umwickeln
- Statt der Mullbinde können Sie auch ein Dreiecktuch benutzen: Falten Sie dafür das Tuch der Länge nach, bis ein Verbandstreifen entsteht (etwa 2 cm breit). Dann die Wunde wie beschrieben damit verbinden, Tuch über dem Druckpolster verknoten.
- Staut sich das Blut (verletzter Körperteil verfärbt sich blau), müssen Sie die Binde lockern: Wickeln Sie sie weniger fest wieder um die Verletzung (Wundauflage dabei auf der Wunde lassen).
- Blutet der Druckverband durch, legen Sie ein weiteres Druckpolster auf oder drücken mit der Hand das vorhandene Polster fest.
- Können Sie keinen Druckverband anlegen, pressen Sie das Polster mit der Hand fest auf die Wunde, bis der Notarzt kommt.

Harmlose Wunden offen heilen lassen

Stark verschmutzte Wunden soll-ten Sie vom Arzt versorgen las-sen. Können Sie nicht zum Arzt, reinigen Sie die verschmutzte Schürfwunde mit einem nicht brennenden Desinfektionsmittel. Auf keinen Fall darf sich unter ei-nem Verband Feuchtigkeit stau-en, da sonst eine bakterielle Ent-zündung droht.

Platz- und Rißwunden

Neben Schürfwunden treten bei Kindern relativ häufig Platz- und Rißwunden auf. In der Regel blu-ten sie nur wenig, da die Blutge-fäße gequetscht und gerissen, nicht glatt durchtrennt werden.
▶ Die Wunde muß immer ein Arzt versorgen. Legen Sie vorher nur einen Notverband (wie bei Schürfwunden) an, bei stärkerer Blutung einen Druckverband (siehe Kasten links).

Schnittwunden

Sie werden meist durch Glas-scherben verursacht, etwa nach dem Sturz durch eine Glastür.
▶ Meist bluten sie sehr stark und müssen vom Arzt versorgt wer-den, da oft auch Sehnen und Nerven verletzt sind. Decken Sie die Wunde keimfrei ab, und legen Sie dann einen Druckverband (siehe Kasten links) an.

Meist stoppt ein Druck-verband die Blutung

Kratz- und Bißwunden

Bei diesen Wunden besteht hohe Infektionsgefahr (Wundstarr-krampf, Tollwut), da sich an Krallen und Zähnen von Tieren viele Keime befinden, die tief in die Wunde eindringen können.
▶ Bringen Sie das Kind umge-hend zum Arzt, der die Wunde auswäscht und desinfiziert.

Fremdkörperverletzungen

▶ Entfernen Sie nie aus der Wunde herausragende Fremdkörper. Es könnte dadurch zu schweren inneren Blutungen, Zusatzverletzungen oder zum Abbrechen des Gegenstandes kommen. Decken Sie die Umgebung des Fremdkörpers steril ab, und umpolstern Sie ihn vorsichtig, zum Beispiel mit Verbandspäckchen. Bei Bewegung des verletzten Kindes muß ein Helfer darauf achten, daß der Gegenstand keinesfalls bewegt wird. Große Gegenstände wie Äste müssen vor dem Transport in die Klinik vorsichtig abgesägt werden (zum Beispiel durch die Feuerwehr). Oft kommt es zum schweren Schock (siehe Seite 59 ff.).

Bei oberflächlichen Wunden reicht es oft, die Verletzung nur abzudecken.

Amputationsverletzungen

Werden durch Unfälle Finger oder Ohren abgetrennt, können diese häufig replantiert (wieder angenäht) werden. Dafür muß aber das abgetrennte Körperteil richtig behandelt werden und Verletzter und Amputat schnell in eine geeignete Klinik kommen.
▶ Nachdem Sie die Blutung gestillt haben (Seite 38 f.), wickeln Sie das Amputat vorsichtig in trockenes, steriles Verbandsmaterial ein (nicht säubern oder waschen). Dann packen Sie es in einen wasserdichten Plastikbeutel, den Sie dicht verschließen. Diesen Beutel in einen größeren legen, der mit Eiswürfeln und Wasser gefüllt ist. Eis oder Wasser dürfen das Amputat nicht berühren!

Mit Verbandpäckchen und Dreieckstuch legen Sie einen Druckverband an.

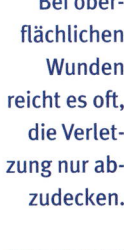
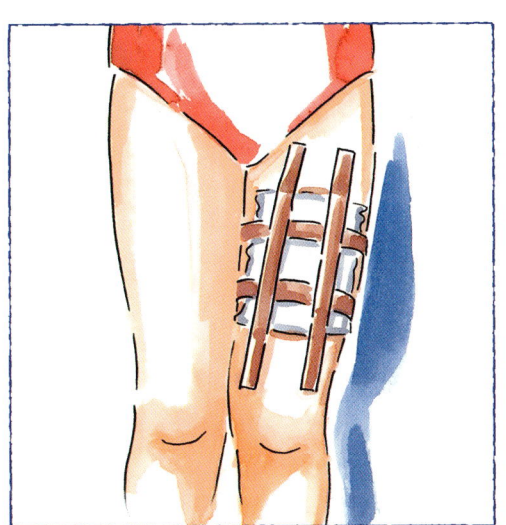
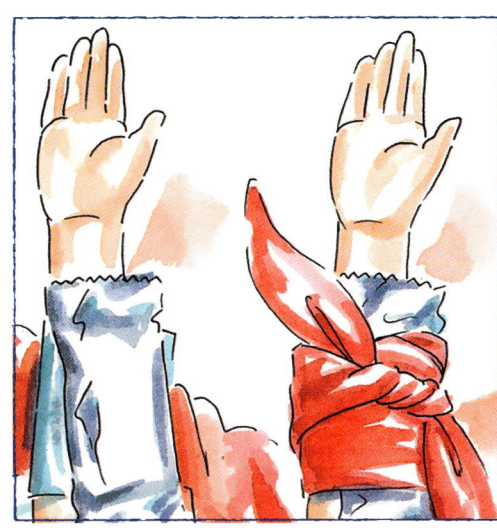

Zeckenbiß

Durch Zeckenbisse können gefährliche Erkrankungen übertragen werden. Oft bleibt ein Biß unbemerkt, weil der Speichel der Zecke eine betäubende Substanz enthält. Nach Waldspaziergängen und nach dem Spielen im Freien sollten Sie Ihr Kind stets nach Zecken absuchen und diese möglichst rasch entfernen. Gefährliche, von Zecken übertragene Krankheiten sind vor allem die Frühsommer-Meningoencephalitis (FSME) und die Borreliose.

Achtung nach Aufenthalt im Wald

Frühsommer-Meningo-encephalitis (FSME)

FSME ist eine Erkrankung von Gehirn und Rückenmark und wird durch ein Virus verursacht. Sie tritt nur in bestimmten Gebieten auf (Endemiegebiete), aber auch dort ist nur jede 50. bis 1000. Zecke damit infiziert. Die Viren vermehren sich in den Speicheldrüsen der Zecken und werden beim Biß übertragen. Meist beginnt etwa 3 bis 28 Tage nach dem Biß eine grippeähnliche Erkrankung, die etwa eine Woche lang dauert. Nur bei circa 10 Prozent der Erkrankten folgt nach einer Woche eine zweite

Ausbruch manchmal erst nach Wochen

Krankheitsphase: Erneut mit hohem Fieber, schlechtem Allgemeinzustand und einer Entzündung von Gehirn und Rückenmark, die zu Lähmungen von Gesichts- und Blasenmuskulatur und von Armen und Beinen führen kann. Bei schweren Verläufen können diese Lähmungen bestehen bleiben. 1 bis 2 Prozent der Erkrankungen enden tödlich. Bei Kindern verläuft die Erkrankung jedoch in der Regel leicht. Es steht keine spezielle Therapie gegen das FSME-Virus zur Verfügung. Die vorbeugende Impfung gegen FSME wird für Personen empfohlen, die sich in Risikogebieten aufhalten – fragen Sie Ihren Arzt danach.

Notwendigkeit einer Impfung klären

Die früher durchgeführte passive Impfung nach dem Zeckenbiß ist derzeit für Kinder nicht mehr zulässig, da der Verdacht besteht, daß danach die Erkrankung besonders schwer verläuft.

Borreliose

Die Borreliose tritt wesentlich häufiger auf und kann von jeder Zecke übertragen werden. Es gibt derzeit keinen wirksamen Impfstoff dagegen. Die Erkrankung ist

WICHTIG

Vorbeugung

- Zeckenbefall vermeiden
- Insektenabwehrmittel
- Langärmelige, helle Kleidung
- Feste Schuhe, Kopfbedeckung
- Kleidung und Haut regelmäßig nach Zecken absuchen

Maßnahmen bei Zeckenbefall

Zecken richtig entfernen

- Zecke mit Zeckenzange lockern
- Zecke herausheben oder -drehen, ohne ihren Körper zusammenzupressen
- keinen Kleber oder Öl verwenden
- bleibt ein Teil der Zecke zurück, muß dieser vom Arzt entfernt werden

Unbedingt zum Arzt bei:

- Zeckenbiß eines Ungeimpften in FSME-Endemiegebiet
- Rötung um Bißstelle (Borreliose)
- grippalem Infekt nach Zeckenbiß (innerhalb 2 bis 4 Wochen)

wandern kann. Wird die Borreliose in diesem Stadium nicht erkannt und behandelt, können sich die Erreger im ganzen Körper ausbreiten. Es kommt dann zu auffälliger Müdigkeit, Fieber, Nerven- und Gelenkschmerzen und unter Umständen zu schubweise auftretenden Lähmungen.

Nach Zeckenbiß zum Arzt

Bringen Sie Ihr Kind zum Arzt, wenn Teile der Zecke zurückgeblieben sind oder es zu Reaktionen um die Bißstelle kommt. Treten in den Wochen nach einem Zeckenbiß hochfieberhafte Erkrankungen auf, sollten Sie den Arzt über den Biß informieren. Wurde Ihr Kind in einem FSME-Gebiet von einer Zecke gebissen und ist nicht gegen FSME geimpft, kann es nicht durch nachträgliche Impfung geschützt werden. Es muß dann einige Wochen gut beobachtet werden.

Bei späten Symptomen aufmerksam sein

aber bei rechtzeitiger richtiger Behandlung mit Antibiotika vollständig heilbar. Die Bakterien halten sich im Darm der Zecke auf und werden wohl erst einige Stunden nach dem Biß übertragen, daher sollten Zecken immer schnell entfernt werden.
Bei etwa der Hälfte der Erkrankten zeigt sich nach circa fünf Tagen eine ringförmige Rötung um den Einstich, die auch am Körper

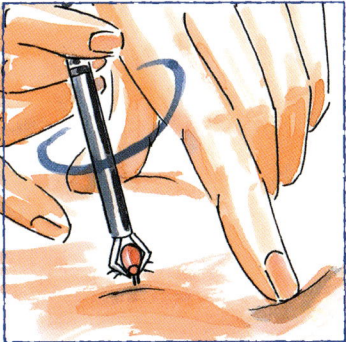

Mit einer speziellen Zeckenzange können Sie die Zecke meist vollständig entfernen.

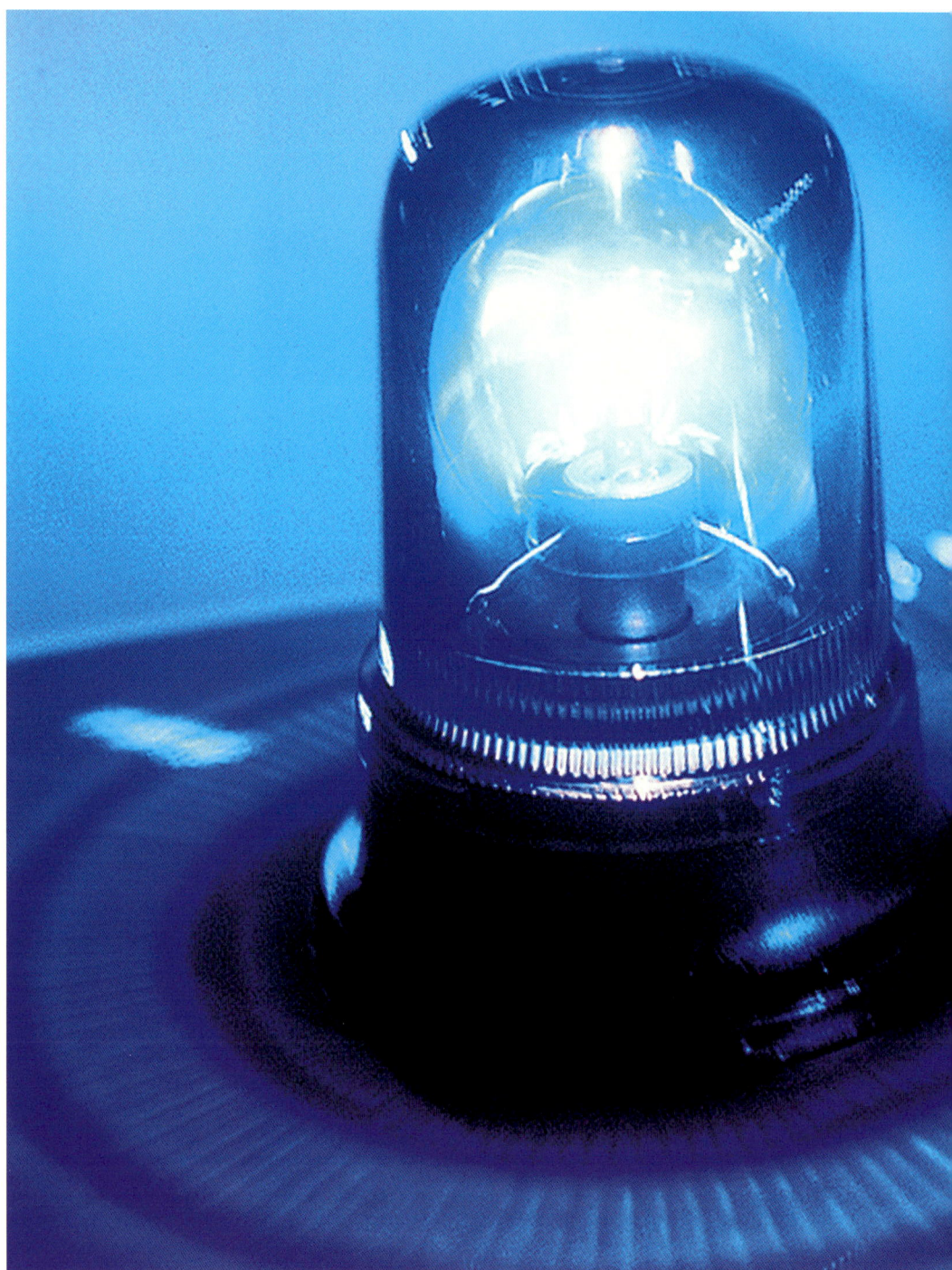

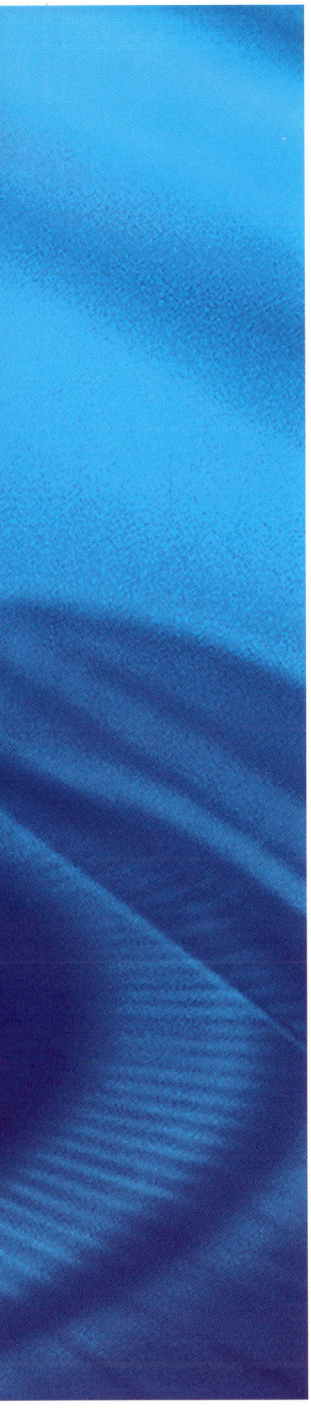

Sofortmaßnahmen, die Leben retten

Natürlich hoffen alle Eltern, niemals einen Notfall mit ihren Kindern durchstehen zu müssen, bei dem es auf Leben und Tod ankommt. Trotzdem sollten Sie darauf vorbereitet sein: Wenn Sie Ihr Wissen nie einzusetzen brauchen – um so besser. Wenn Sie jedoch in einem akuten Notfall sicher, schnell und richtig handeln, weil Sie die nötigen Maßnahmen beherrschen, können Sie Ihrem Kind vielleicht das Leben retten – oder es vor schweren Folgeschäden bewahren.

Im Notfall schnell und richtig handeln

Das Wichtigste bei jedem Notfall ist: Bewahren Sie Ruhe – und versuchen Sie, auch Ihr Kind zu beruhigen. Grundsätzlich verfahren Sie bei allen lebensbedrohlichen Notfällen nach einem festen Schema (siehe Kasten unten), das Sie auch auf der Notfallkarte wiederfinden. Nach diesem Schema ist auch das folgende Kapitel aufgebaut, in dem Sie alles Wichtige über die lebensrettenden Sofortmaßnahmen finden.

Alle Eltern sollten jedoch unbedingt einen Erste-Hilfe-Kurs für Notfälle beim Kind absolviert haben (Adressen finden Sie im Anhang, Seite 94). Dieses Buch kann und will einen solchen Kurs nicht ersetzen!

Gut vorbereitet sein

WICHTIG

So gehen Sie im Notfall vor

Zuerst sprechen Sie das verletzte Kind an und berühren es. Wenn es ansprechbar ist:
- vorhandene Wunden versorgen (Verbände anlegen und ähnliches), Schockvorbeugung (siehe Seite 61), Notruf (wichtige Telefonnummern im Anhang, siehe Seite 94)

Wenn es nicht ansprechbar ist:
- Atemwege freimachen und Atmung überprüfen (Seite 85 f.)
- Bei zwei Helfern macht einer unterdessen den Notruf!

Wenn das Kind atmet:
- stabile Seitenlage (Seite 83 f.), ständig Puls und Atmung kontrollieren (Seite 86 und 89 f.), Notruf

Wenn es nicht atmet:
- 5mal Beatmung (Seite 86 f.), dann Atem- und Pulskontrolle (Seite 89 f.)

Wenn Puls spürbar ist, das Kind aber weiterhin nicht atmet:
- Beatmung: 20mal pro Minute (Seite 88), dabei immer wieder Puls- und Atemkontrolle
- Wichtig: Sind Sie mit dem Kind allein, unterbrechen Sie die Wiederbelebungsmaßnahmen nach einer Minute, um den Notarzt zu rufen, und fahren Sie dann fort!
- beatmen, bis Atmung wieder einsetzt, dann das Kind in stabile Seitenlage (Seite 83 f.) bringen

Wenn kein Puls spürbar ist (oder bei einem Säugling der Puls unter 60 Schlägen pro Minute liegt) und das Kind auch nicht atmet:
- Herz-Lungen-Wiederbelebung (Seite 90 ff.) bis Atmung und Puls vorhanden sind, dann das Kind in stabile Seitenlage (Seite 83 f.) bringen

Richtig handeln bei Bewußtlosigkeit

Mögliche Symptome

Wenn ein Kind bewußtlos ist, ist es nicht mehr in der Lage, seine Umwelt wahrzunehmen und willkürliche, zielgerichtete Bewegungen auszuführen. Die Muskulatur ist meist schlaff, in seltenen Fällen kommt es zu Krämpfen. Es gibt unterschiedliche Grade der Bewußtlosigkeit: von einer leichten Bewußtlosigkeit (der Ohnmacht), bei der das Kind auf Schmerzreize noch gut reagiert, bis hin zur tiefen Bewußtlosigkeit, in der schließlich die lebenserhaltenden Körperfunktionen wie Atmung und Kreislauf ausfallen. Tiefe und Dauer der Bewußtlosigkeit hängen vom Umfang des Sauerstoffmangels ab.

Gefahren für ein bewußtloses Kind

Bewußtlosigkeit rasch lebensgefährlich

Je tiefer ein Kind bewußtlos ist, umso größer wird die Gefahr, daß seine Atmung plötzlich aussetzt und automatische körperliche Schutzreflexe ausfallen. Die wichtigsten dieser Reflexe wirken dort, wo Atem- und Speisewege in unmittelbarer Nähe zueinander liegen, im Kehlkopfbereich. Die Reflexe verhindern normalerweise, daß Nahrung

und Erbrochenes eingeatmet werden. Besteht diese Gefahr, wird als schützende Reaktion Husten oder ein Kehlkopfkrampf ausgelöst.

Ursachen für Bewußtlosigkeit

Sobald das Gehirn nicht mehr ausreichend mit Sauerstoff versorgt wird, reagiert es mit einem Funktionsausfall. Eine Ohnmacht ist eine solche Funktionsstörung: Sie wird ausgelöst, wenn das Gehirn nicht mehr ausreichend durchblutet wird, etwa nach zu langem Stehen, Schmerz oder Schreck.

WICHTIG

Ursachen für Bewußtlosigkeit

- Körperliche Erkrankungen (zum Beispiel Anfallsleiden, Gehirn-/Hirnhautentzündung, Fieber oder Stoffwechselerkrankungen wie Diabetes)
- Schädigung von außen (wie Vergiftung, Sonnenstich, Hitzschlag, Kopfverletzung)
- Sauerstoffmangel im Gehirn (beispielsweise durch Atemstörungen, Gasvergiftung oder Durchblutungsstörung des Gehirns)

Auch durch Atemstörungen oder Störungen der Gehirnfunktion (zum Beispiel aufgrund von Kopfverletzungen, zuviel Sonne, Vergiftungen oder Unterzucker) kann es zu einem Bewußtseinsverlust kommen.

Gefährlich: Flüssigkeitsverlust

Bei Kindern kann auch extremer Flüssigkeitsmangel nach Durchfall, bei Hitze, Fieber, Verbrennungen oder anderen Verletzungen zur Bewußtlosigkeit führen.

Bewußtlosigkeit erkennen

Ein Kind, das auf Ansprache, Berührung und Schmerzreize entweder gar nicht oder nicht angemessen reagiert, muß als bewußtlos oder bewußtseinsgetrübt bezeichnet werden.

Richtig handeln

Die folgenden Maßnahmen müssen bei Bewußtlosigkeit sofort eingeleitet werden, unabhängig von der Ursache.

▶ Rufen Sie sofort um Hilfe, wenn Sie sehen, daß das verletzte Kind nicht reagiert.

▶ Wenn zwei oder mehr Helfer am Notfallort sind, muß der Notruf umgehend erfolgen.

Sofort reagieren

▶ Sind Sie mit dem verletzten Kind allein, müssen Sie zuerst eine Minute lang die lebensrettenden Sofortmaßnahmen durchführen, bevor Sie den Not-

---

WICHTIG

Symptome für Bewußtlosigkeit

● das Kind reagiert nicht oder nicht angemessen auf Ansprache, Berührung oder Schmerz

Maßnahmen bei Bewußtlosigkeit

● Überprüfen Sie zuerst, ob das Kind noch atmet (siehe Seite 86)

Wenn das Kind noch atmet:

● stabile Seitenlage
● Notruf (bei zwei oder mehr Helfern)
● Atmung und Kreislauf überwachen

Wenn das Kind nicht mehr atmet:

● Rückenlage
● Wiederbelebung (siehe Seite 89 ff.) einleiten
● bei einem Helfer: nach einer Minute Wiederbelebung Notruf ausführen, dann mit Wiederbelebung fortfahren

---

arzt verständigen. Oft kann man dabei improvisieren: So können Sie ein Baby oder Kleinkind meist mit zum Telefon nehmen und während des Notrufs die Wiederbelebungsmaßnahmen mit Unterbrechungen fortführen.

▶ Kontrollieren Sie zunächst, ob die Atemwege des Kindes frei sind – wenn nicht, entfernen Sie vorsichtig eventuell vorhandene Fremdkörper oder Erbrochenes (siehe Seite 85 f.).

▶ Überprüfen Sie die Atmung: Atmet das Kind nicht, beginnen Sie sofort mit der Beatmung (siehe Seite 86).

Nehmen Sie das Kind möglichst mit zum Telefon

▶ Ist die Atmung des Kindes stabil, sollten Sie es so hinlegen, daß seine Atemwege freigehalten werden und Erbrochenes gut abfließen kann.

▶ Am günstigsten hierfür ist die stabile Seitenlage (siehe Seite 84).

▶ Problematisch wird es, wenn Sie zusätzliche Verletzungen (Brüche, Wirbelsäulenverletzung) vermuten müssen. Dann müssen Sie eventuell improvisieren. Folgende Aspekte sollten Sie jedoch unbedingt berücksichtigen:

Wichtig: freie Atemwege

● Die Atemwege durch vorsichtiges Überstrecken und seitliches Drehen des Kopfes freihalten.

● Der Mund sollte tiefster Punkt des Körpers sein.

● Das Kind liegt stabil und sicher.

● Es soll auf der Seite liegen (Babys in Bauchlage).

WICHTIG

Richtige Lagerung

Säugling oder jüngeres Kleinkind:

● Bauchlage

● Kopf zur Seite gedreht und leicht nach hinten geneigt, Mund geöffnet

Bewußtloses Baby lagern

▶ Einen bewußtlosen Säugling oder ein Kleinkind bis etwa zwei Jahre mit gut funktionierender Atmung bringen Sie am besten in Bauchlage (Abbildung unten), da aufgrund der Körperproportionen eine stabile Seitenlage meist nicht durchführbar ist.

▶ Der Kopf muß zur Seite gedreht und leicht nach hinten geneigt sein, der Mund ist geöffnet.

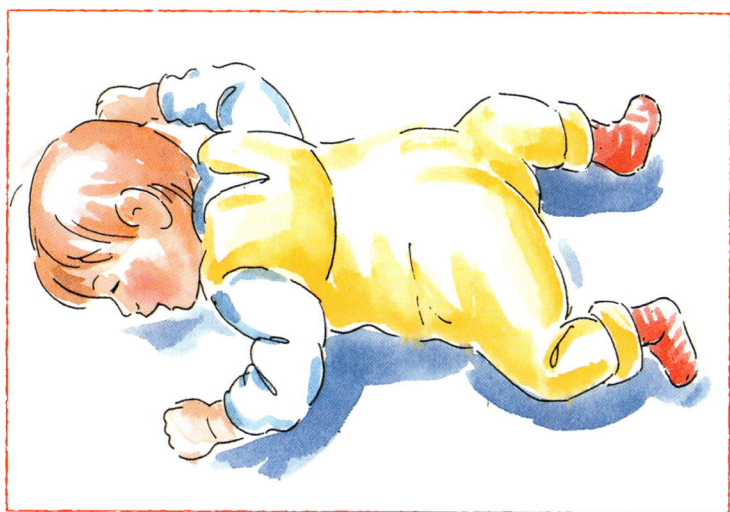

Einen Säugling lagern Sie auf dem Bauch, mit seitlich gedrehtem und leicht nach hinten geneigtem Kopf.

WICHTIG

Stabile Seitenlage

Älteres Kind:

● Kind in Rückenlage, Helfer kniet davor
● dem Helfer zugewandten Arm gestreckt unter den Körper schieben
● das Bein derselben Seite anwinkeln
● das Kind an Schulter und Hüfte vorsichtig in Seitlage ziehen
● Kopf behutsam überstrecken
● Mund nach unten drehen
● hinteren Arm rückwärts anwinkeln

Stabile Seitenlage beim bewußtlosen Kind

▶ Für die stabile Seitenlage (Abbildung unten) kniet der Helfer neben dem Kind, das auf dem Rücken liegt.

▶ Der Arm, der dem Helfer zugewandt ist, wird gestreckt und unter den Körper des Kindes geschoben. Das Bein derselben Seite wird angewinkelt.

▶ Dann fassen Sie das bewußtlose Kind vorsichtig an Schulter und Hüfte und ziehen es zu sich hin in die Seitlage.

▶ Anschließend wird der Kopf vorsichtig überstreckt und der Mund zum Boden hin gedreht.

Den Kopf leicht überstrecken

▶ Um die Lage zu stabilisieren, ziehen Sie schließlich vorsichtig den hinten liegenden Arm des Kindes noch ein Stück zurück und winkeln ihn an.

▶ Lassen Sie das bewußtlose Kind nie allein – außer um einen Notruf zu machen –, und überprüfen Sie ständig Atmung und Kreislauf (Seite 86 und 89 f.).

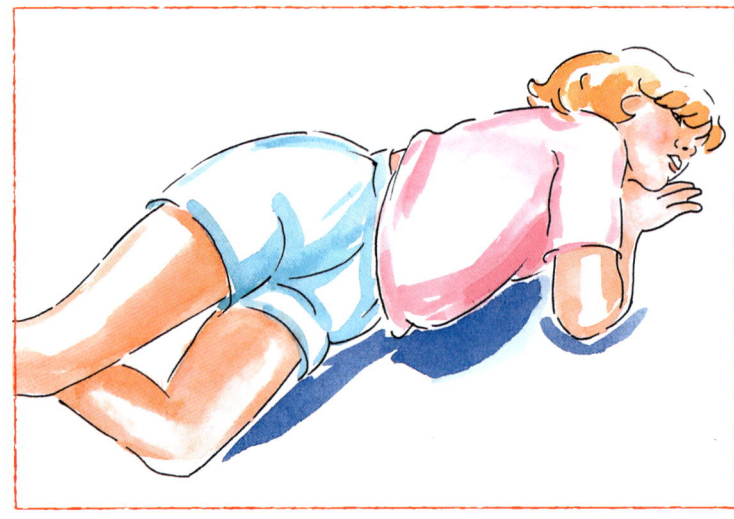

Atmet das bewußtlose Kind, bringen Sie es in die stabile Seitenlage.

Richtig handeln bei Atemstillstand

Zu einem Atemstillstand kann es nur kommen, wenn ein Kind bewußtlos ist (siehe Seite 81 ff.): Entweder fällt die Atmung aus, weil das Kind in eine tiefe Bewußtlosigkeit gefallen ist, oder die Atemstörung (siehe Seite 82) löst die Bewußtlosigkeit aus. Oft wird ein Atemstillstand ausgelöst, weil die oberen Luftwege verlegt werden, zum Beispiel wenn die Zunge des bewußtlosen Kindes zurückfällt oder sich ein Fremdkörper oder Erbrochenes im Rachenbereich befinden.

Mögliche Auslöser

Richtig handeln

Wenn Sie feststellen, daß Ihr Kind nicht mehr atmet (Symptome siehe Kasten rechts), sollten Sie umgehend mit der Beatmung beginnen. Legen Sie Ihr Kind dafür so hin, daß die Atmung auf keinen Fall noch weiter behindert werden kann.

Lagerung beim Beatmen

Keine Zeit verlieren

▶ Legen Sie das Kind in Rückenlage auf eine harte Unterlage. Ist der Boden kalt, muß eine Decke untergelegt werden, damit das Kind nicht auskühlt. Seien Sie be-

sonders vorsichtig, wenn Kopf, Hals oder Wirbelsäule verletzt sein könnten.

Stützen Sie in diesem Fall den Kopf des Kindes immer unter leichtem Zug, wenn Sie gezwungen sind, das Kind auf einen anderen Platz zu legen. Sie sollten den Kopf dann keinesfalls drehen, abwinkeln oder beugen.

Vorsicht bei möglichen Wirbelsäulenverletzungen

Mundkontrolle, Atemwege freimachen und freihalten

▶ Schauen Sie zunächst in den Mund und den Rachen des Kindes, und entfernen Sie Fremdkörper, Blut oder Erbrochenes: Umwickeln Sie dafür Zeige- und Mittelfinger mit einem Stück Stoff, drehen Sie den Kopf des Kindes kurz zur Seite (nur wenn keine Verletzung der Halswirbel-

WICHTIG
Symptome eines Atemstillstands

- das Kind ist bewußtlos
- es sind keine Atembewegungen zu sehen
- kein Atemgeräusch hörbar
- keine Ausatemluft zu fühlen
- Lippen und Schleimhäute werden zunehmend blaß oder bläulich

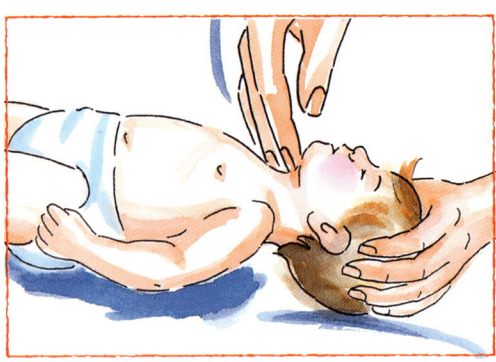
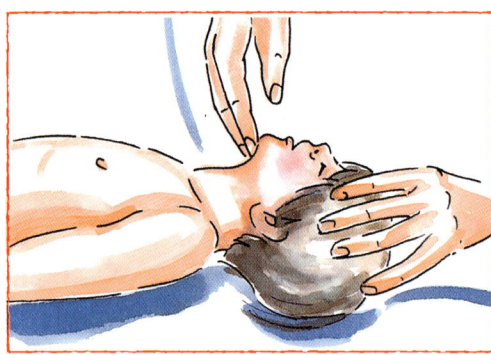

Bei Säuglingen den Kopf nur leicht anheben, um das verletzte Kind zu beatmen.

säule vermutet werden muß), und wischen Sie seinen Mund aus. Eventuell können Sie zusätzlich mit dem Zeigefinger der anderen Hand von außen die Wange des Kindes zwischen seine Zahnreihen drücken, damit es nicht zubeißen kann.

▶ Um die Atemwege freizumachen, überstrecken Sie den Kopf des Kindes nach hinten und heben sein Kinn leicht an: Dazu legen Sie die Finger der freien Hand (nicht den Daumen) unter den Unterkiefer und heben das Kinn des Kindes an. Achten Sie darauf, daß der Mund dabei nicht ganz geschlossen wird und die Weichteile am Kinn nicht eingedrückt werden.

Besonders vorsichtig bei Babys

▶ Der Kehlkopf eines Säuglings liegt noch weiter oben als beim Kind; deshalb darf bei Babys der Kopf nur ganz leicht überstreckt werden (in die sogenannte Schnüffelstellung, siehe Abbildung oben links).

Atemkontrolle

▶ Um die Funktion der Atmung zu kontrollieren, halten Sie Ihre Wange, Ihr Ohr oder die Hand vor Mund und Nase des bewußtlosen Kindes. Sind die Atemzüge des Kindes ausreichend tief, können Sie sie jetzt gut spüren und oft auch Atemgeräusche hören.

▶ Beobachten und fühlen Sie, ob sich Brustkorb und Bauch bewegen – so bekommen Sie einen zusätzlichen Hinweis auf Funktion und Tiefe der Atmung.

▶ Wichtig: Die Eigenatmung ist nur ausreichend, wenn Sie einen deutlichen Atemstrom spüren. Ist das nicht der Fall, müssen Sie das Kind umgehend beatmen!

Atemspende

▶ Halten Sie den Kopf des Kindes in der gleichen Position wie zum Freimachen der Atemwege (siehe Seite 85).

Überstrecken Sie den Kopf des Kindes vorsichtig nach hinten, um mit der Atemspende zu beginnen.

Holen Sie Luft, und legen Sie Ihren Mund dicht schließend auf Mund oder Nase des Kindes. Bei Säuglingen legen Sie Ihren Mund über Mund und Nase des Babys, so können Sie die winzigen Atemwege des Kindes besser dicht halten.

Nicht zuviel Luft einblasen

Bei Mund-zu-Mund-Beatmung müssen Sie die Nase des Kindes mit den Fingern oder der Wange verschließen, bei Mund-zu-Nase-Beatmung pressen Sie den Mund des Kindes zu, damit die eingeblasene Luft nicht wieder entweichen kann.

So beatmen Sie das Kind

Blasen Sie 5 langsame Atemzüge (jeweils etwa 1 bis 1,5 Sekunden lang) in Nase oder Mund des Kindes.

Beatmen Sie mit gleichmäßigen, ruhigen Atemzügen. Durch stoßweise Beatmung kann es zur Magenüberblähung kommen.

Ruhig und gleichmäßig beatmen

Sie haben die richtige Menge Luft eingeblasen, wenn sich der Brustkorb des Kindes unter der Beatmung hebt und auch wieder senkt (wichtig!). Atmen Sie nach jeder Beatmung selbst einmal ein und aus.

Probleme beim Beatmen

Läßt sich die Luft nicht problemlos einblasen und hebt sich der Brustkorb auch nach wiederholtem Versuch der Atemspende

---

WICHTIG

Maßnahmen bei Atemstillstand

● das Kind in Rückenlage auf eine harte Unterlage legen (Vorsicht: Auskühlung vermeiden!)

Atemwege freimachen und freihalten:

● Mundkontrolle: eventuell vorhandene Fremdkörper oder Erbrochenes entfernen

● Kopfposition verbessern

Säugling: Schnüffelstellung (siehe Seite 86) älteres Kind: Kopf leicht nach hinten überstrecken, wenn nötig, Kinn leicht anheben Atemkontrolle

● halten Sie Wange, Ohr oder Hand vor Mund und Nase des Kindes: Atemzüge müssen deutlich zu spüren und zu hören sein

Wenn Sie Atemzüge wahrnehmen:

● stabile Seitenlage (siehe Seite 84), Notruf, Atmung und Kreislauf überwachen (siehe Seite 88)

Bei nicht vorhandener Atmung

● 5 Beatmungen (siehe links), dann Puls- und nochmals Atemkontrolle

Danach: bei vorhandener Atmung:

● stabile Seitenlage (Seite 84) Notruf, Atmung und Kreislauf überwachen

Kein Puls und keine Atmung erkennbar:

● Wiederbelebung (siehe Seite 90 ff.), Notruf

Puls spürbar, aber weiter keine Atmung:

● Atemspende (20 mal pro Minute, siehe Seite 88), Notruf

---

nicht, sind die Atemwege vermutlich verlegt, etwa weil das Kind falsch liegt (siehe Seite 85) oder durch einen Fremdkörper (siehe Seite 27 f.). Überprüfen Sie in

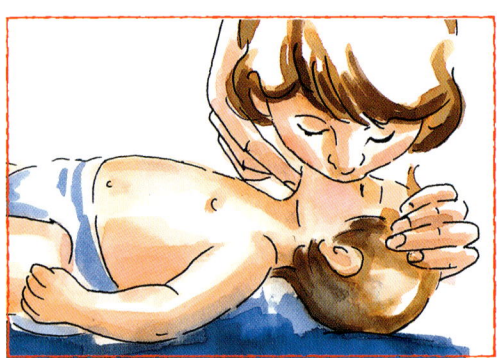

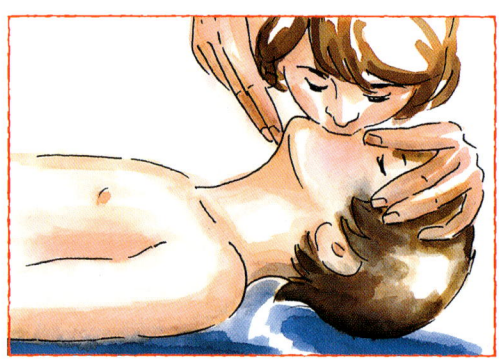

Säuglinge beatmen Sie so, daß Ihr Mund über Mund und Nase des Kindes liegt. diesem Fall den Mundraum des Kindes erneut. Lagern Sie seinen Kopf noch einmal richtig, und ergreifen Sie die entsprechenden Maßnahmen, um die verlegten Atemwege freizumachen (siehe Seite 29 f.).

▶ Nach diesen ersten 5 Beatmungen überprüfen Sie die Herztätigkeit des Kindes, indem Sie den Puls (siehe Seite 89 f.) und nochmals die Atmung (Seite 86) kontrollieren.

▶ Wenn das Kind atmet: in stabile Seitenlage bringen (siehe Seite 84), Notruf, Atmung und Kreislauf ständig überwachen (siehe Seite 86 und Seite 89 f.)

▶ Kein Puls, keine Atmung: Herz-Lungen-Wiederbelebung (siehe Seite 90 ff.)

▶ Puls fühlbar, aber keine Atmung vorhanden: weitere Atemspende (20 Beatmungen pro Minute, siehe rechts: Geschwindigkeit der Beatmung).

Notruf

▶ Sind Sie allein, unterbrechen Sie die Maßnahmen nach einer Minute für den Notruf. Bei zwei Helfern sollte einer den Notruf bereits gemacht haben!

Geschwindigkeit der Beatmung

▶ Kinder müssen mindestens alle 3 Sekunden beatmet werden (20 Beatmungen pro Minute).

▶ Erwachsene beatmen Sie etwa alle 4 Sekunden (15 Beatmungen pro Minute).

▶ Beatmen Sie nicht schneller (Gefahr der Magenüberblähung).

Laufende Kontrollen

▶ Überprüfen Sie immer wieder die Herztätigkeit und das eventuelle Einsetzen der Spontanatmung.

▶ Sie müssen die Atemspende so lange fortführen, bis das Kind wieder selbst atmet oder der Notarzt schließlich die Beatmung übernimmt.

Achten Sie darauf, daß bei der Atemspende die Nase des Kindes verschlossen wird.

Nicht vorzeitig aufgeben

Schnelle Hilfe bei Herz-Kreislauf-Stillstand

Nur selten ist ein Herz-Kreislauf-Stillstand beim Kind durch eine Herzschädigung verursacht, ganz im Gegensatz zum Erwachsenen, wo Störungen des Herzens wie Herzinfarkt oder Herzversagen die Hauptursache dafür sind.

Warnsignal: Atemprobleme

Beim Kind ist ein Herz-Kreislauf-Stillstand meist die Folge eines Sauerstoffmangels – Sie müssen deshalb (wenn Sie mit dem verletzten Kind allein sind noch vor einem Notruf) unbedingt sofort mit den Wiederbelebungsmaßnahmen beginnen, um diesen lebensgefährlichen Sauerstoffmangel so schnell wie nur möglich zu beseitigen.

Mögliche Ursachen

Am häufigsten treten Wiederbelebungssituationen beim Kind nach schweren Unfällen oder Ertrinken auf.
Auch Erstickungsanfälle, etwa wenn Fremdkörper in die Atemwege geraten oder das Kind sich eine Plastiktüte über den Kopf zieht, sowie der Plötzliche Kindstod bei Säuglingen (Seite 57) erfordern unbedingt den sofortigen Beginn der Herz-Lungen-Wiederbelebung.

Herz-Kreislauf-Stillstand erkennen

Reagiert ein Kind nicht mehr, wenn Sie es ansprechen oder anfassen, ist es bewußtlos (siehe Seite 81 ff.). Atmet das bewußtlose Kind auch nicht mehr (Seite 85) und ist kein Puls mehr fühlbar, liegt ein Herzstillstand vor.

Pulskontrolle

Neben der Überwachung von Bewußtsein und Atmung hilft die Pulskontrolle, den Zustand des Kindes einzuschätzen.
▶ Beim Säugling kontrollieren Sie den Puls an der Oberarmschlagader (siehe Abbildung unten). Die Halsschlagader ist bei Babys oft schwierig zu tasten.

Den Puls des Babys tasten Sie an der Innenseite des Oberarmes.

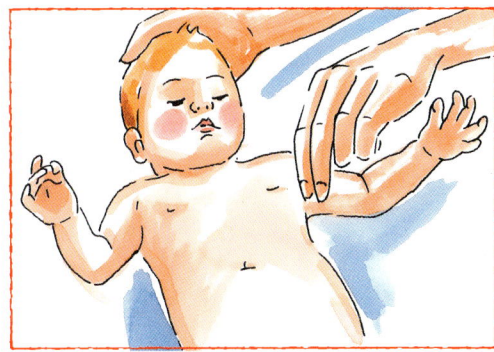

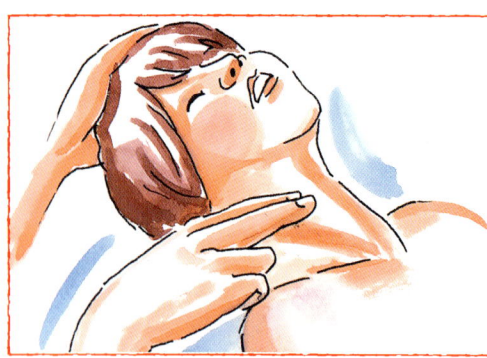
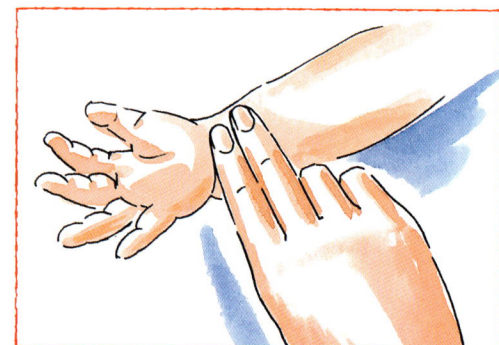

Bei älteren bewußtlosen Kindern können Sie den Puls am Hals kontrollieren

▶ Bei älteren Kindern kontrollieren Sie den Puls wie beim Erwachsenen an der Halsschlagader (siehe Abbildung oben). Können Sie auf der einen Seite keinen Puls tasten, sollten Sie zur Sicherheit auch noch die andere Seite kontrollieren.

▶ Beginnen Sie sofort mit der Herz-Lungen-Wiederbelebung, wenn das Kind bewußtlos ist, nicht mehr atmet und keinen Puls mehr hat (bei Säuglingen auch, wenn der Puls sehr langsam ist – weniger als 60 Schläge pro Minute)!

Richtig handeln: Herz-Lungen-Wiederbelebung

Beim Herz-Kreislauf-Stillstand funktioniert das Zusammenspiel zwischen Atmung und Blutkreislauf nicht mehr.

Zur Herz-Lungen-Wiederbelebung (Reanimation) gehört die Atemspende (Seite 86 ff.), mit der Sie dem Körper Sauerstoff zuführen. Gleichzeitig bewirken Sie mit der Herzmassage, daß der Kreislauf wieder aufgebaut wird, so daß Sauerstoff zu den Körperzellen weitertransportiert werden kann.

Damit Sie Ihrem Kind mit der Herzmassage auch wirklich helfen und ihm nicht noch schaden, beachten Sie unbedingt folgende Punkte:

Herz-Lungen-Wiederbelebung beim Säugling

Druckpunkt
▶ Stellen Sie sich eine Verbindungslinie zwischen den Brustwarzen des Kindes vor. Der Druckpunkt befindet sich einen Fingerbreit unterhalb dieser Linie auf dem Brustbein.

▶ Das weitere Vorgehen hängt davon ab, ob Sie mit dem Kind allein sind oder ob mehrere Helfer anwesend sind.

Auch eine Pulskontrolle an der Innenseite des Handgelenkes ist möglich.

Die Hände korrekt plazieren

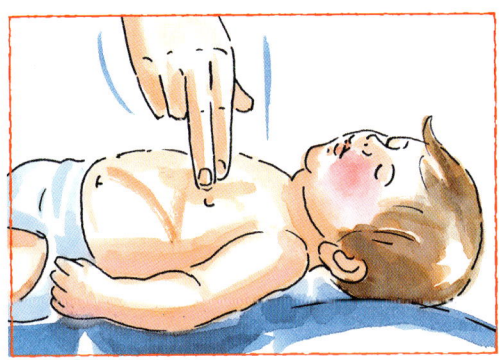
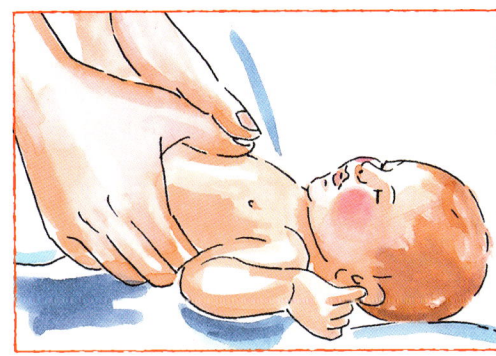

Die Herzmassage beim Baby wird mit zwei Fingern durchgeführt.

Einhelfermethode

▶ Als Helfer befinden Sie sich seitlich vom Kind. Eine Hand legen Sie in den Nacken des Kindes und bringen so seinen Kopf in Schnüffelposition (Seite 86). Zwei Finger der anderen Hand liegen auf dem Brustkorb. Sie stabilisieren so den Kopf, während Sie das Kind beatmen, und führen im Anschluß an die Beatmung mit den zwei Fingern die Herzmassage durch.

Zweihelfermethode

▶ Ein Helfer steht am Kopf und führt die Beatmung durch, der zweite Helfer steht am Fußende des Patienten und umfaßt den Brustkorb mit beiden Händen. Die Herzmassage erfolgt durch Druck mit beiden Daumen.

Technik der Massage

▶ Das Brustbein wird am Druckpunkt (siehe Seite 90) mit zwei Fingern etwa 2 bis 3 cm tief eingedrückt. Das sollte ungefähr 100mal in der Minute geschehen, um einen ausreichenden Kreislauf aufzubauen. Nach jeder Kompression lassen Sie wieder locker, damit das Brustbein in seine normale Lage zurückkehrt. Die Finger bleiben jedoch dabei auf dem Druckpunkt liegen, damit Sie ihn nicht jedesmal aufs neue suchen müssen.

Herzmassage und Beatmung

▶ Die Beatmung sollte beim Säugling 20mal pro Minute erfolgen (siehe Seite 88).
Führen Sie also immer fünf Herzmassagen durch, danach eine Beatmung. Das Verhältnis 5:1 kann sowohl bei der Einhelfer- als auch bei der Zweihelfertechnik angewandt werden. Falls der Wechsel zwischen Beatmung und Herzmassage zu lange dauert, können Sie aber auch immer 15 Herzmassagen mit drei Beatmungen kombinieren, also

Zweihelfermethode: Einer beatmet das Kind, der andere führt mit beiden Daumen die Herzmassage durch.

5mal Herzmassage, 1mal beatmen

im Verhältnis 15:3. Wichtig ist immer, daß stets nach fünf Herzmassagen eine Pause von mindestens einer Sekunde eingehalten wird, da sonst die Beatmung nicht wirken kann.

Wiederbelebung beim Kind

Druckpunkt

▶ Suchen Sie den unteren Brustbeinrand des Kindes. Der Druckpunkt befindet sich zwei Fingerbreit darüber.

Technik der Massage

▶ Legen Sie den Handballen einer Hand auf den Druckpunkt. Ihre Hand liegt richtig, wenn sich der untere Rand des Ballens zwei Finger breit über dem unteren Brustbeinrand befindet. Drücken Sie nun den Brustkorb mit den Handballen ungefähr 100mal in der Minute etwa 3 bis 4 cm tief gerade nach unten (siehe Abbildung).

Bei älteren Kindern führen Sie die Herzmassage mit einem Handballen aus.

▶ Drücken Sie keinesfalls schräg, dabei könnten Organe verletzt werden. Der Brustkorb muß nach jeder Kompression wieder vollständig entlastet werden. Lassen Sie die Hand aber auf dem Druckpunkt liegen, damit Sie ihn nicht jedesmal aufs neue suchen müssen.

Drücken Sie gerade nach unten

Herzmassage und Beatmung

▶ Die Beatmung sollte 20mal pro Minute erfolgen. Führen Sie im Wechsel jeweils fünf Herzmassagen und eine Beatmung durch. Wenn der Wechsel zwischen Beatmung und Herzmassage dabei zu lange dauert, können Sie auch jeweils drei Beatmungen mit 15 Herzmassagen kombinieren.

Wichtig: Machen Sie nach fünf Herzmassagen jeweils eine Pause von mindestens einer Sekunde, da sonst die Beatmung nicht wirkt.

Kontrollen

Ungefähr alle 5 Minuten sollten Sie die Herztätigkeit und das eventuelle Einsetzen der Atmung überprüfen (siehe Seite 86 und 89 f.).

Sie müssen die Wiederbelebung so lange fortführen, bis Kreislauf und Atmung wieder einsetzen oder der Notarzt die Behandlung übernimmt.

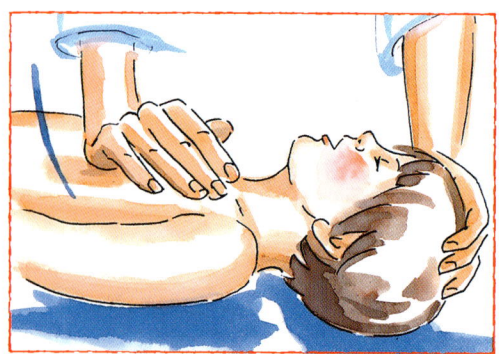

WICHTIG

Einen Herz-Kreislauf-Stillstand erkennen

● das Kind ist bewußtlos (siehe Seite 81 ff.)
● Atemstillstand (siehe Seite 85 ff.)
● an beiden Seiten des Halses oder an beiden Oberarmen ist kein Puls tastbar (beim Säugling ist auch ein Puls von weniger als 60 Schlägen pro Minute gefährlich)

Herz-Lungen-Wiederbelebung durchführen

● Anfangsvorgehen (siehe Kasten Seite 80)
Wiederbelebung von Säuglingen
● Druckpunkt: auf dem Brustbein, einen Fingerbreit unter einer gedachten Verbindungslinie zwischen den Brustwarzen
● Technik (siehe Seite 91)
mit zwei Fingern senkrecht nach unten drücken
Drucktiefe: 2 bis 3 cm
Frequenz Herzmassage: 100mal pro Minute
Frequenz Beatmung: 20mal pro Minute
Verhältnis Herzmassage zu Beatmung: 5:1 oder 15:3
● Zweihelfermethode siehe Seite 91
● erstmals nach einer Minute Wiederbelebung den Zustand des Kindes überprüfen, später alle fünf Minuten erneut beurteilen (siehe Seite 92)
Wiederbelebung von Kindern über einem Jahr
● Druckpunkt: auf der unteren Hälfte des Brustbeins, zwei Finger breit über dem unteren Brustbeinrand des Kindes
● Technik (siehe Seite 92)
mit dem Handballen senkrecht nach unten drücken
gleiche Technik für Einhelfer- und Zweihelfermethode
Drucktiefe: 3 bis 4 cm
Frequenz Herzmassage: 100mal pro Minute
Frequenz Beatmung: 20mal pro Minute
Verhältnis Herzmassage/Beatmung: 5:1, auch 15:3 möglich (siehe Seite 91 und 92)
● erstmals nach einer Minute, später Atmung und Puls des Kindes alle fünf Minuten überprüfen (siehe Seite 86 und 89 f.)

Zum Nachschlagen

Bücher, die weiterhelfen

Bücher zum Thema Kinder aus dem Gräfe und Unzer Verlag, München

Ambros, E. et al., *Gesundheit – Der neue große Familien-Ratgeber*

Andreae, Dr. I., u. a., *Kinder, Kinder. Ernährung, Pflege und Krankheiten. Der etwas andere Ratgeber*

Keudel, Dr. H., *Kinderkrankheiten*

Pulkkinen, A., *Babys spielerisch fördern mit dem Prager-Eltern-Kind-Programm*

Schmelz, Dr. A., *Allergien bei Kindern*

Seßler, S., *Unser Baby (Babykalender für die ersten 12 Monate)*

Stellmann, Dr. H. M., *Kinderkrankheiten natürlich behandeln*

Uhlemayr, U., *Wickel & Co. Bewährte Hausmittel neu entdeckt*

Voormann, C., Dandekar, Dr. G., *Babymassage. Berührung, Wärme, Zärtlichkeit*

Adressen, die weiterhelfen

Erste-Hilfe-Kurse für Notfälle bei Kindern werden von den folgenden Organisationen angeboten:

Deutschland
Deutsches Rotes Kreuz
Friedrich-Ebert-Allee 71
53113 Bonn

BRK
Präsidium
Zentrale Beschaffungsstelle
Süd des DRK
Holbeinstraße 11
81679 München

Malteser-Hilfsdienst e. V.
Generalsekretariat
Kalker Hauptstraße 22–24
51103 Köln

Johanniter-Unfall-Hilfe e.V.
Bundesgeschäftsstelle
Lützowstraße 94
10785 Berlin
Service-Telefon:
0180-567 14 45

einige Volkshochschulen

Bitte fragen Sie bei der für Ihren Wohnort zuständigen Geschäftsstelle des DRK, dem Kreisverband des Malteser-Hilfsdienstes, der Johanniter oder bei Ihrer Volkshochschule an, ob und wann ein entsprechender Kurs angeboten wird.

Österreich
Wiener Rotes Kreuz
Franzosengraben 6
1030 Wien

Johanniter-Unfall-Hilfe
in Österreich
Bereich Wien
Herbeckstraße 39
1180 Wien

Schweiz
Schweizerisches Rotes Kreuz
Berufsbildung
Werkstraße 18
3084 Wabern

Wichtige Telefonnummern für den Notfall

Deutschland

Für jeden Notruf: Rettungsleitstelle (keine Vorwahl erforderlich)	19 222
Feuerwehr	112
Polizei	110

Vergiftungsnotrufe

• Giftnotrufzentrale Berlin	030 / 1 92 40
• Giftnotrufzentrale München	089 / 1 92 40
• Giftinformationszentrum in Erfurt für die Länder Mecklenburg-Vorpommern, Sachsen, Sachsen-Anhalt, Thüringen	03 61 / 730-730
• Informationszentrum für Vergiftungsfälle an der Klinik für Kinder- und Jugendmedizin, Homburg/Saar	0 68 41 / 1 92 40
• Giftnotrufzentrale Göttingen	0 55 1 / 1 92 40

Österreich

Rettungsdienst	144
Vergiftungs-Informations-Zentrale Wien	01 / 4 06 43 43

Schweiz

Rettungsdienst	144
Schweizerisches toxikologisches Informationszentrum	01 / 2 51 51 51

Die folgenden Telefonnummern bitte individuell ergänzen:

Kinderarzt	_____
Hausarzt	_____
Kinderkrankenhaus	_____

Register

Impressum

© 2000 Gräfe und Unzer Verlag
GmbH, München.
Alle Rechte vorbehalten. Nachdruck,
auch auszugsweise, sowie Verbreitung
durch Film, Funk und Fernsehen,
durch fotomechanische Wiedergabe,
Tonträger und Datenverarbeitungs-
systeme jeder Art nur mit schriftlicher
Genehmigung des Verlages.

Redaktion: Reinhard Brendli M.A.
Lektorat: Ina Raki

Illustrationen: Heidemarie Vignati
Fotos: Bavaria (Thomas von Salomon): S. 10 (oben); Beiersdorf AG:
S. 10 (Mitte, unten); Anna Peisl: S. 2,
4, 22; Thomas von Salomon: S. 2, 6,
hintere Umschlagseite; Sandra Seckin-
ger: vordere Umschlagseite, S. 1, 17;
Tony Stone (J.P. Williams): S. 13;
ZEFA: S. 3, 78

Gestaltung von Umschlag und
Notfallkarte: independent Medien-
Design
Innenlayout: Heinz Kraxenberger
Herstellung: Daniela Petrini
Satz: Johannes Kojer
Lithos: Fotolito Longo, Bozen
Druck und Bindung: Auer, Donau-
wörth

ISBN 3-7742-4497-9

Auflage   5.   4.   3.   2.   1.
Jahr   04 03 02 01 00

Umwelthinweis

Dieses Buch wurde auf chlorfrei
gebleichtem Papier gedruckt. Um
Rohstoffe zu sparen, haben wir auf
Folienverpackung verzichtet.

Wichtiger Hinweis

Dieser GU-Ratgeber hilft Ihnen,
in Notfällen schnell und richtig zu
handeln. Wie jedes andere Buch
kann auch dieses jedoch keinen
Erste-Hilfe-Kurs ersetzen! Idea-
lerweise sollten alle Eltern einen
speziellen Kurs für Hilfe bei Kin-
dernotfällen absolviert haben –
dieser Ratgeber hilft Ihnen, das
dort erworbene Wissen anwen-
dungsbereit zu halten und dient
Ihnen im Notfall als wertvolle
»Gedächtnisstütze«.
Grundsätzlich sollten Sie außerdem bei allen Notfällen mit bedrohlichen Symptomen und auch
immer, wenn Sie sich unsicher
fühlen, möglichst rasch einen
Arzt oder den Notarzt verständigen.

Dank

Wir möchten uns bei allen Kurs-
teilnehmern ganz herzlich bedan-
ken, die uns durch ihr Interesse,
ihre Begeisterung und ihre vielen
Fragen zu diesem Buch motiviert
haben.
Besonders danken wir unseren
Kindern Lisa und Tina, die uns
viel Gelegenheit gaben, auch die
kleinen Notfälle als Eltern ken-
nenzulernen. Auch ihre aktive
Teilnahme an den Kursen und
beim Erstellen von Bildmaterial
hat unsere Tätigkeit sehr berei-
chert.

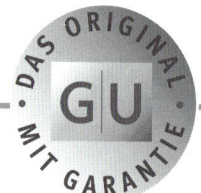

Das Original mit Garantie

LEBENSRETTENDE SOFORTMASSNAHMEN

DAS KIND IST BEWUSSTLOS

BEI ZWEI HELFERN
➤ sofort Notruf, gleichzeitig:

BEI EINEM HELFER

ATEMWEGE FREIMACHEN
➤ Fremdkörper, Blut oder Erbrochenes aus Mund und Rachen entfernen
➤ Kopf des Kindes vorsichtig nach hinten überstrecken, Kinn etwas anheben, Mund bleibt leicht geöffnet
➤ bei Säuglingen Kopf nur leicht überstrecken *(Schnüffelstellung, siehe ab Seite 85)*

ATMUNG ÜBERPRÜFEN *(Seite 86)*

DAS KIND ATMET

DAS KIND ATMET NICHT

BEATMUNG
➤ *Beginn der Beatmung: 5mal beatmen (ab Seite 86)*

➤ *Anschließend: Atemkontrolle (Seite 86)
und Pulskontrolle (ab Seite 89)*

STABILE SEITENLAGE
(ab Seite 83)

KEINE ATMUNG
PULS VORHANDEN

KEINE ATMUNG
KEIN PULS
(Säugling: < 60/Minute)

HERZ-LUNGEN-
WIEDERBELEBUNG
(ab Seite 90)
➤ pro Minute
100mal Herzmassage, 20mal
Beatmung; Verhältnis 5 : 1

➤ bei Säuglingen und Kindern
bis 8 Jahre auch 15 : 3, über
8 Jahre auch 15 : 2 möglich

BEATMUNG
(Seite 88)
➤ 20mal pro Minute

BEI EINEM HELFER
➤ jetzt Notruf

BEI EINEM HELFER
➤ Notruf nach 1 Minute Wiederbelebungsmaßnahmen

BEATMUNG BZW. HERZ-LUNGEN-WIEDERBELEBUNG
WEITERFÜHREN

ALLE 5 MINUTEN PULS- UND ATEMKONTROLLE
(Pulskontrolle: ab Seite 89, Atemkontrolle: Seite 86)

ATMUNG VORHANDEN, PULS VORHANDEN

STABILE SEITENLAGE *(ab Seite 83)*

REGELMÄSSIG PULS- UND ATEMKONTROLLE

Das Wichtigste für den Notruf

Deutschland	Telefonnummern
Für jeden Notruf: Rettungsleitstelle *(keine Vorwahl erforderlich)*	1 92 22
Feuerwehr	112
Polizei	110
Vergiftungsnotrufe	
➤ Giftnotrufzentrale Berlin	0 30/1 92 40
➤ Giftnotrufzentrale München	0 89/1 92 40
➤ Giftinformationszentrale Göttingen	0551/1 92 40
➤ Giftinformationszentrum der Länder Mecklenburg-Vorpommern, Sachsen, Sachsen-Anhalt & Thüringen in Erfurt	0361/730-730
➤ Informationszentrum für Vergiftungsfälle an der Klinik für Kinder- und Jugendmedizin, Homburg/Saar	0 68 41/1 92 40

Österreich	
Rettungsdienst	144
Vergiftungs-Informations-Zentrale Wien	01/4 06 43 43

Schweiz	
Rettungsdienst	144
Schweizerisches toxikologisches Informationszentrum	01/2 51 51 51

Telefonnummern zum Eintragen

Kinderarzt	
Hausarzt	
Kinderkrankenhaus	

Das muss ein Notruf enthalten

WER meldet?
➤ Name des Anrufers
➤ Rückrufnummer angeben

WAS ist passiert?
➤ Unfall? Wann passiert?
➤ Erkrankung? Seit wann?

WO ist es passiert?
➤ Genaue Adresse; Zufahrtsweg beschreiben

WIE ist die Situation?
➤ Wie viele Verletzte/ Erkrankte?
➤ Wie alt sind die Verletzten/ Erkrankten?
➤ Was für Verletzungen oder Erkrankungszeichen?
➤ Was wird sonst noch gebraucht? Polizei, Feuerwehr

WARTEN auf Rückfragen
➤ Erst einhängen, wenn der Gesprächspartner keine Fragen mehr hat!

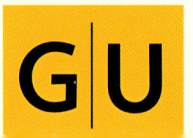

Entnommen aus: Dres. med. Dagmar & Ulrich Hofmann,
Erste Hilfe bei Kindern, Gräfe und Unzer Verlag, ISBN 3-7742-4497-9